BASTEI
LÜBBE
TASCHENBUCH

**Über die Autorin:**

Lily Bailey ist Model und Autorin. Sie fing 2012 an zu schreiben, als sie eine Nachrichtenseite für lokale Medien betreute und über Mode berichtete. Als Kind und Jugendliche litt Lily unter schlimmen Zwangsstörungen, die in Fachkreisen als »OCD« (Obsessive Compulsive Disorder) bekannt sind. Sie begann offen über ihre Krankheit zu sprechen, als sie feststellte, dass OCD von sehr vielen Menschen missverstanden wurde. Lily lebt in London mit ihrem Hund Rocky.

LILY BAILEY

# MIT MIR AN MEINER SEITE

Die Stimme in
meinem Kopf,
meine Zwangsneurosen
und ich

Aus dem Englischen von
Katja Bendels

BASTEI LÜBBE
TASCHENBUCH

BASTEI LÜBBE TASCHENBUCH
Band 60994

MIX
Papier aus verantwortungsvollen Quellen
FSC
www.fsc.org
FSC® C083411

Dieser Titel ist auch als E-Book erschienen.

*Dies ist eine wahre Geschichte. Alles ist so beschrieben,
wie die Autorin es erinnert. Einige Namen, Orte und Details
wurden zum Schutz der Rechte der Personen geändert.*

Deutsche Erstausgabe


Titel der englischen Originalausgabe:
*»Because we are bad. OCD and a girl lost in thought«*
Originalverlag: Canbury Press


Titelillustration: © FinePic/shutterstock
Umschlaggestaltung: ZERO Werbeagentur, München
Satz: hanseatenSatz-bremen, Bremen
Gesetzt aus der Bembo Std
Druck und Verarbeitung: CPI books GmbH, Leck – Germany
Printed in Germany
ISBN 978-3-404-60994-9

2 4 5 3 1

*Für euch.*
*Ihr wisst, wer ihr seid*

# Inhalt

# 1
# Die Priory

Von außen sieht die Priory aus wie eine Burg, die jemand verloren und am falschen Ort abgestellt hat. Sie ist lang und weiß und hat Zinnen und Bogenfenster, aus denen Prinzessinnen um Hilfe rufen können, bevor sie im nächsten Kapitel gerettet werden.

Aber sie wirkt nicht ganz echt, denn da, wo das Fallgitter sein sollte, befinden sich riesige Glastüren. Man geht hindurch und kommt sich vor wie in einem Fünf-Sterne-Hotel. Der Mann an der Rezeption trägt Anzug und Krawatte und fragt, ob er einem behilflich sein kann. Als würde er anbieten, einen Tisch zu reservieren oder so. Eine Glasvitrine präsentiert die Geschenkartikel, die an der Rezeption verkauft werden: Badeöl, Gesichtscreme gegen Fältchen und Schokolade von Green & Black's. Nur für den Fall, dass man erschienen ist, um einen durchgeknallten Verwandten zu besuchen, und noch etwas braucht, um das Eis zu brechen.

Die Wände, Lampenschirme, Fensterbeschläge und Heizkörper sind alle in einer ähnlichen Farbe gehalten – einer Mischung aus Braun, Gelb und Creme, schwer zu beschreiben. Von der Decke hängt an einer schweren Kette ein geschwungener silberner Kronleuchter, und der Kamin ist mit Marmorsäulen eingefasst. Die Mitarbeiter laufen alle mit einer geschäftigen, konzentrierten Miene herum – bis sie in deine Nähe kommen und den Mund zu einem breiten, aufgesetzten Lächeln verziehen.

Im Vergleich zur Klinik in der Harley Street gibt es hier

eine deutlich bessere Auswahl an Kräutertees. Als die Polizei nach der Flucht eintraf, weinte Mum sehr viel; und dann schrie sie. Inzwischen legt sie so eine Art britischer Entschlossenheit an den Tag. Sie fragt: »Wilder Jasmin, Purple Rose oder Earl Grey?«

Eine Schwester kontrolliert meine Tasche, die jemand nach oben geschleppt hat, und nimmt den Rasierer (okay, kann ich nachvollziehen), die Pinzette (kann ich so halb nachvollziehen), eine in der Handtasche vergessene Flasche Baileys (kann ich auch nachvollziehen) und meine Kopfhörer heraus (kann ich überhaupt nicht nachvollziehen). Erhängen käme für mich niemals infrage. Viel zu unästhetisch.

Der Beobachtungsraum liegt direkt neben dem Schwesternzimmer; sie behalten dich dort, bis du keine Gefahr mehr für dich selbst darstellst.

Es ist der 10. Januar 2013. Patientin Lily Bailey ist neunzehn.

# 2
# Meine Freundin

Auf dem Spielplatz gibt es immer wieder was Neues, auf das sich alle stürzen, und das ohne nachvollziehbaren äußeren Einfluss, wie Wellen am Strand. Wir hatten Pokémon, wir hatten Furbys, wir hatten in seltsamen Plastikeiern gefangene Aliens. Dann, als wir etwa fünf waren, hatten plötzlich alle einen Fantasiefreund. Die Kinder hielten am Mittagstisch Plätze frei für jemanden, den niemand außer ihnen sehen konnte, und die Mädchen saßen auf dem Klettergerüst und flochten Haare, die für alle Fantasielosen wie Luft aussahen.

Aber das wollte niemand sein – ein Kind ohne Fantasie. Es machte einfach keinen Spaß, mit so jemandem zu spielen. Was bedeutete, dass man von bestimmten Spielen ausgeschlossen wurde. Manche von denen, die behaupteten, Fantasiefreunde zu haben, hatten weder irgendeine konkrete Vorstellung davon, wie dieser Freund wohl genau sein mochte, noch machten sie sich wirklich etwas aus diesem Spiel. Hoffnungslos langweilige Mädchen wie Claudia konnten sich noch nicht mal im Puppenhaus eine gute Geschichte ausdenken; wie sollten sie sich da eine ganze Person vorstellen können?

Ein paar von den hartgesottenen Fans, die Revolutionäre mit einer unendlichen, lebhaften Vorstellungskraft, nahmen vielleicht sogar ihre Fantasiefreunde zum Abendessen mit nach Hause, teilten sich mit ihnen die Badewanne und lasen ihnen Gutenachtgeschichten vor. Aber die meisten bewegten sich wohl irgendwo in der Mitte zwischen diesen beiden Extremen. Sie hatten genug Fantasie, um sich irgendwas vorzustellen, wenn auch nicht unbedingt eine völlig ausgeformte Persönlichkeit. Aber nach der Schule war auch damit Schluss. Die Fantasiefreunde wurden gedankenlos am Schultor zurückgelassen, bis zum nächsten Morgen, wenn der Zeitgeist verlangte, dass sie wieder auftauchten. Und das genau war der Grund, warum dieses Spiel so schrecklich für mich war; denn mitten in diesem Ansturm aus täglichen Veränderungen und kindlicher Anpassung blieb genau eine Sache seltsam konstant in meinem Leben: Solange ich mich erinnern konnte, war ich kein Ich – ich war ein Wir.

In meinem Kopf lebten zwei von uns, Seite an Seite, ineinander verwoben, nicht voneinander zu trennen. Sie hatte noch nicht einmal einen Namen; sie war einfach Sie. Es war schwierig zu sagen, wo Sie endete und wo ich begann. Aber mein Essen teilte ich nicht mit ihr. Sie spielte nicht mit mir Fangen und verlangte nie einen Sitzplatz. Sie war, eben durch ihr besonderes Wesen, ganz anders als all diese Fantasiefreunde. Sie war einfach da.

Ich war nicht stolz auf sie, genauso wenig, wie man stolz auf seine Leber ist, und es war nicht nötig, mit ihr anzugeben oder irgendjemandem zu erzählen, dass es sie gab.

Aber obwohl diese Unterschiede mir Sorgen machten (warum bestanden andere Kinder darauf, ihre Freunde vorzuführen? Waren sie nur zum Angeben da? Konnten sie nicht erkennen, dass es kein Wettbewerb sein musste?), waren sie nichts verglichen damit, was dieser Trend tatsächlich bedeutete. Denn ein Trend setzt voraus, dass etwas, das es vorher nicht gab, neu entsteht; und das konnte nur eins bedeuten: Normale Kinder hatten nicht zwei Personen in ihrem Kopf.

Sie hatten nur dann zwei Personen in ihrem Kopf, wenn ein neues Spiel das verlangte. Was wiederum bedeutete, dass ich offenbar anders war als die anderen Kinder, denn meine Freundin war nicht die Art von Freundin, die man einfach am Schultor zurücklassen konnte.

# 3
# Der Brief

Die Schule ist aus. Wir sitzen in einem Stuhlkreis im Klassenraum, und Miss Watts steckt einen Brief in unsere Schultasche. Wir fragen uns, ob es ein Zeugnis ist. Von den großen Kindern im zweiten Schuljahr haben wir gehört, dass man am Ende jedes Halbjahrs ein Zeugnis bekommt, in dem die Lehrerin die Fortschritte beschreibt, die man gemacht hat.

Plötzlich haben wir Angst. In unserem Kopf taucht der Gedanke auf, dass wir in diesem Halbjahr etwas sehr Böses getan haben, etwas, an das wir uns noch nicht einmal erinnern, und dass Miss Watts Mum und Dad davon berichten wird.

Als wir hinaus auf den Schulhof gehen, umklammern wir ganz fest unsere Schultasche. Grandma Muriel wartet schon, um uns abzuholen, da Mum und Dad immer arbeiten und unser Au-pair heute frei hat. Grandma hat verrückte orangefarbene Haare und eine riesige Brille, und sie nimmt uns ganz lieb in den Arm. Unsere Nase füllt sich mit dem Geruch nach Persil und gekochtem Essen.

»Hallo, mein Schatz! Soll ich deine Schultasche nehmen?«, fragt sie. Wir ziehen die Tasche fest an unsere Brust, weil wir Angst haben, dass sie sie an sich nimmt und das Zeugnis gleich hier auspackt.

Was ist das Böse, das wir in diesem Halbjahr vielleicht getan haben könnten? Vielleicht haben wir ein anderes Kind geschlagen oder jemanden gebissen. Vielleicht haben wir schlimme Wörter gesagt oder waren frech zu einem Lehrer. Die Bilder, wie diese Dinge geschehen, werden in unserem Kopf so real, dass wir sicher sind, es tatsächlich getan zu haben – sie müssen vage Erinnerungen an das wirklich Geschehene sein.

»Was ist los?«, fragt Grandma. »Du wirkst so seltsam.«

Wir lächeln sie breit an. »Mir geht's gut.«

Sobald wir zu Hause sind, warten wir darauf, dass Grandma aufs Klo geht. Schnell holen wir den Brief aus unserer Tasche und werfen ihn in den Mülleimer. Wir schieben ihn ganz tief bis zum Boden und häufen den Müll darüber. Einige Sekunden lang sind wir beruhigt. Wir können immer noch ein Rauschen in unserem Kopf hören, obwohl es leiser geworden ist, wie das Meer, wenn man es in einer Muschel hört.

Aber was, wenn Grandma weiß, was wir getan haben, und versucht, den Brief zu retten? Das darf nicht passieren. Das Rauschen wird lauter; es klingt wie das echte Meer, schäumend und wütend – als ob es etwas von uns will.

Die nächsten Stunden stehen wir neben dem Abfalleimer und bieten Grandma jedes Mal unsere Hilfe an, wenn sie Gemüseschalen oder andere Dinge hineinwerfen möchte. Grandma lacht. Sie sagt, dass wir sie an den Mülleimerkontrolleur erinnern, den es damals an ihrer Schule gab.

»Grandma, an welchem Tag kommen die Müllmänner?«

»Am Mittwoch, glaube ich.«

»Welcher Tag ist heute?«

»Dienstag.«

»Und wann kommen sie?«

»Morgens ganz früh. Da schläfst du wahrscheinlich noch.«

»Der Müllbeutel muss noch raus.«

»Der ist doch noch gar nicht voll.«

»Doch, ist er. Ich muss ihn rausbringen.«

»Woher kommt denn dieses plötzliche Interesse an Mülleimern, Lily? Okay, nur um dir einmal zu zeigen, wie es funktioniert, bringen wir den Müllbeutel zusammen raus.«

Grandma und wir schleppen den Beutel vor die Haustür. Wir tragen nicht viel von dem Gewicht, aber wir halten ihn gut fest, damit Grandma nicht damit abhaut. Sie sagt uns, wir sollen den Plastikdeckel einer der großen schwarzen Mülltonnen öffnen, und dann werfen wir den Beutel hinein. Es geht uns besser, weil das Zeugnis jetzt in der Mülltonne ist, aber wir werden uns erst wirklich sicher fühlen, wenn wir wissen, dass es endgültig weg ist.

Am nächsten Morgen wachen wir sehr früh auf. Draußen ist es stockfinster. Wir schleichen ins Gästezimmer, von wo aus man die Tonnen sehen kann. Hier werden wir bleiben, bis die Müllmänner kommen – wir wollen sichergehen, dass der Brief endgültig weg ist.

Es fühlt sich an, als müssten wir stundenlang warten, aber wir glauben nicht, dass es wirklich so lange dauert. Wir hören es, noch bevor wir es sehen: ein entferntes Rumpeln. Dann biegt der Müllwagen in unsere Straße ein. Riesig und grün und mit blinkenden Lichtern kriecht er Haus um Haus auf uns zu. Endlich hält er bei uns. Drei Männer steigen aus, und jeder nimmt einen Beutel aus den schwarzen Tonnen. Ein großer alter Mann mit einem Bart holt den Beutel aus der zweiten Tonne – unseren Beutel –, und wir beobachten, wie er ihn hinten in den Müllwagen wirft. Dann steigen alle wieder ein und fahren weiter. Wir schauen dem Wagen hinterher, bis er ganz und gar verschwunden ist.

Plötzlich fällt uns ein, dass es in dem Brief um etwas gegangen sein könnte, das gar nicht in der Schule passiert ist. Es gibt da einen Jungen, den wir kennen. Er hat uns gesagt, wir sollen uns ausziehen, und dann hat er Dinge, die dort nicht hingehören, in uns reingesteckt, wieder und wieder. Er hat gesagt, es ist nur ein Spiel.

Aber es war kein Spiel, weil wir in unserer Unterhose Blut gesehen haben. Es hat wehgetan, und hinterher war nichts mehr wie vorher. Unsere Eltern sind befreundet, aber wir haben Angst davor, zu ihm nach Hause zu gehen.

Wir haben niemandem davon erzählt, weil es sich wie etwas Böses anfühlt, wie eins von den Dingen, für die wir Ärger bekommen könnten. Aber vielleicht weiß Miss Watts davon; sie scheint immer alles zu wissen. Aber der Brief ist jetzt weg.

Er wird uns niemals wehtun. Alles ist in Ordnung.

Unsere Eltern haben sich darüber gestritten, auf welche Schule wir gehen sollen. Es gibt eine Schule direkt um die Ecke, auf der die Kinder eine Uniform und einen Strohhut tragen. Sophie nennt sie die Nobelschule, und man muss Geld bezahlen, wenn man dahin geht. Es scheint so, als ob wir vielleicht auf die Nobelschule gehen werden, denn obwohl wir früher nicht so viel Geld hatten, verdient Dad inzwischen mehr.

Dad glaubt, dass es eine gute Idee ist, uns von »diesen Mädchen« wegzuholen. Aber Mum ist anderer Meinung, weil sie nicht möchte, dass wir eingebildet werden, und sie glaubt auch nicht, dass wir mit den Kindern dort klarkommen werden. Dad sagt, sie soll daran denken, »was für Lily am besten ist«.

»Sie mögen sie nicht«, zischt er. »Die Mädchen da. Sie sind schrecklich zu ihr. Du hast es doch gesehen – an ihrem Geburtstag, als wir sie mit in den Park genommen haben. Sie sind einfach abgehauen und haben sie ignoriert. Lily hat die ganze Zeit mit uns verbracht. Sie sah so traurig aus. Möchtest du denn nicht, dass sie Freundinnen hat?«

Wir können nicht mit ihnen darüber reden, weil wir gar nichts davon wissen sollen. Wir haben es vor ein paar Nächten zufällig gehört, als wir nicht schlafen konnten. Wenn wir nicht schlafen können, denken wir, dass wir niemals wieder in der Lage sein werden zu schlafen. Wenn das passiert, muss Mum immer wieder die besonderen Sätze sagen:

*Im Bett zu liegen ist genauso gut wie schlafen.*
*Wenn du Schlaf bräuchtest, würde dein Körper dich einschlafen lassen.*
*Und wenn du nicht schlafen kannst, liegt es daran, dass du in der Nacht davor genug geschlafen hast.*

Dann fühlt sich der Gedanke ein wenig besser an. Wir wissen nicht, warum es funktioniert. Vielleicht ist es Magie.

Wir sind nach unten gegangen, weil wir um die besonderen Sätze bitten wollten. Die Tür zum Wohnzimmer stand offen, und Mum und Dad saßen auf dem Sofa bei einer Flasche Wein und blätterten durch eine Broschüre mit Fotos von lächelnden Kindern. Wir standen da und hörten zu.

Am Ende haben wir dann doch nicht nach den besonderen Sätzen gefragt.

An den Wochenenden kuscheln wir uns mit unserer kleinen Schwester Ella bei Mum und Dad unter die Bettdecke und gucken Kinderfernsehen, während sie weiterschlafen. Das ist immer schön, aber nur, wenn sie nicht gerade Streit haben.

Heute fühlt es sich ein bisschen anders an. Erstens, weil sie uns zu sich gerufen haben. Und zweitens, weil sie traurig aussehen, aber nicht so, als hätten sie gestritten. Wir haben das Gefühl, dass sie uns etwas Wichtiges sagen wollen. Ella, die erst zwei ist, lässt ihre Spielzeugmaus den Bettpfosten rauf- und runterhopsen. Wir sagen ihr, dass sie aufhören soll zu spielen, weil heute kein Tag dafür ist. Und dann wissen wir es plötzlich.

Wir wissen, was passiert ist.

»Es ist Tom, nicht wahr?«, platzt es aus uns heraus. »Er ist tot.«

Tom ist unser Cousin. Er wurde mit einem Loch im Herzen geboren. Er ist noch nicht einmal ein Jahr alt.

»Woher … Woher weißt du das …?« Mum verstummt.

Sie schaut uns an und ist ganz blass geworden. Sie sieht aus, als hätte sie Angst, und wir sind nicht sicher, warum. Wir lächeln, weil wir es wiedergutmachen wollen.

»Lächle nicht darüber, okay, Lily? Darüber lächelt man nicht.«

Und da wissen wir, dass wir etwas sehr Böses getan haben.

»Ja«, sagt Mum. »Tom ist letzte Nacht gestorben.«

Tom war wahrscheinlich noch nicht einmal tot, bevor wir es gesagt haben.

Wir haben ihn sterben lassen.

Wir wissen es genau.

Weil wir böse sind.

Am letzten Tag des Schuljahrs bringt Mum uns ins Klassenzimmer. Wir bleiben stocksteif stehen. Alle sind verkleidet. Wir lieben Verkleiden. Warum wussten wir nichts davon?

»Ich wusste nicht, dass heute alle verkleidet kommen dürfen«, sagt Mum und sieht besorgt aus.

»Ja, weil letzter Schultag ist!«, ruft Miss Watts und strahlt uns an. »Haben Sie den Brief nicht bekommen?«

# 4
# Neue Schule

Wir machen einen Neuanfang. Es ist unser erster Tag in Buxton House. Das Handbuch sagt, dass man marineblaue oder rote Haargummis tragen muss oder rote Bänder, wenn man mag. Wir haben keine roten Haarbänder, und deshalb macht Mum uns Rattenschwänzchen und nimmt die roten Bänder von unseren Schoko-Osterhasen. Wir tragen ein blau und weiß gestreiftes Kleid mit einer roten Strickjacke, einen Strohhut, weiße Socken und Schnallenschuhe.

An dieser Schule funktionieren die Dinge anders. An der alten Schule sind die Kinder über den Schulhof zum Gebäude geströmt, haben sich gegenseitig auf den Rücken geklopft, Murmeln getauscht und geschwatzt. Aber hier fährt man im Auto durch das große Tor, und die Direktorin steht an der Tür. Man muss ihr die Hand schütteln und »Guten Morgen, Mrs Woodson« sagen.

Aus irgendeinem Grund weiß Mrs Woodson, wer wir sind. Vielleicht liegt es daran, dass wir mitten im dritten Schuljahr an dieser Schule anfangen, sodass wir das einzige neue Mädchen sind. Sie bittet ein vorbeigehendes Mädchen, Fiona, uns zu unserem Klassenzimmer im obersten Stockwerk zu bringen. Fiona blickt stur geradeaus und spricht nicht mit uns, bis wir vor dem Klassenzimmer angekommen sind. Dann hakt sie sich bei uns ein und schleift uns lächelnd durch die Tür: »Guten Morgen, Miss Hodge. Lily ist die neue Schülerin in Ihrer Klasse. Mrs Woodson hat mich gebeten, sie herzubringen. Lily, ich wünsche dir einen schönen Tag.«

Elf Köpfe wenden sich uns zu, und wir fragen uns, warum die Klasse so klein ist. Sind die anderen Kinder vielleicht noch nicht angekommen?

»Hallo Lily, schön, dich kennenzulernen. Sagt alle: ›Guten Morgen, Lily‹. Lily, leg deinen Hut in diese Kiste.« Miss Hodge zeigt auf eine Kiste voller Strohhüte.

Wir nehmen unseren Hut ab, und alle fangen an zu lachen.

Scarlett, die neben uns sitzt, flüstert uns ins Ohr: »Es sind die Bänder. In deinem Haar. Ich weiß, dass es so im Regelbuch steht, aber niemand hier trägt rote Bänder in den Haaren.«

Unser Gesicht wird röter als die dummen Lindt-Bänder. Wir drehen uns um, um aus der Klasse zu gehen, damit wir sie herausreißen können, aber Miss Hodge fragt: »Lily, wo willst du denn hin?«

»Ähm, auf die Toilette?« Alle lachen. Ein Mädchen in der ersten Reihe erklärt: »Man muss fragen, wenn man gehen möchte. Und außerdem heißt es Klo. Nur gewöhnliche Leute sagen Toilette.«

Jetzt können sie sich gar nicht mehr einkriegen.

Der Lärm ist zu laut für unseren Kopf.

»Ruhe bitte! Egal wie du es nennen möchtest«, sagt Miss Hodge, wobei ihr Gesichtsausdruck freundlicher wird. »Maddie hat recht. Du musst um Erlaubnis bitten, wenn du den Klassenraum verlassen möchtest.«

Sie erlaubt uns zu gehen. (Wozu also das ganze Theater?) Wir finden das Klo, schmeißen die Bänder weg und binden uns einen Pferdeschwanz. Wir wiederholen:

*Neuanfang.*
*Neuanfang.*
*Neuanfang.*

Um 11.30 Uhr haben wir Sport. Während wir uns umziehen und dabei herauszufinden versuchen, ob das B auf die Vorder- oder Rückseite unseres Sporttrikots gehört, hüpft Scarlett herum und sucht nach einem Socken. »Ich bin immer die Letzte, die fertig wird!«, sagt sie und grinst.

Sie kann keine Schleife binden.

»Soll ich dir helfen?«, fragen wir. Scarlett sieht erfreut aus.

Wir hocken uns hin und versuchen uns zu konzentrieren. Wir finden Schleifebinden auch schwierig, aber wir wollen es richtig machen, damit Scarlett unsere Freundin wird. Zwei Minuten später haben wir es geschafft. Wir stehen auf.

»Sollen wir gehen?«

Scarlett macht einen Schritt vor und stolpert. Oje; wir haben aus Versehen ihre Schuhe zusammengebunden. Jemand hat sich wehgetan, und es ist unsere Schuld. Wir wussten schon immer, dass wir ein schrecklicher Mensch sind, und nun ist es wahr geworden.

Scarlett kauert am Boden, schaukelt hin und her und gibt seltsame Laute von sich. Wir beugen uns zu ihr hinunter.

»Scarlett, alles in Ordnung? Es tut mir so leid. Es war keine Absicht.«

Und dann erkennen wir, dass sie hysterisch kichert.

»Hahaha! Ich kann nicht glauben, dass du es geschafft hast, meine Schuhe zusammenzubinden! Du bist genauso schlimm wie ich!«

Wir sind jetzt seit einer Woche in Buxton. Scarlett ist unsere beste Freundin. Wir machen alles zusammen und spielen in der Pause Fantasietiere. Tatsächlich hatten wir ein bisschen Angst vor diesem neuen Fantasiespiel, aber alles läuft gut. Jede darf drei Fantasietiere haben. Scarlett hat Rusty, das rote Eichhörnchen, einen Adler namens Gonzo und Striko, das Pferd, das auf der Stirn eine Blesse hat wie ein Blitz.

Wir erfinden das weiße Eichhörnchen Penelope und Aslan, den Löwen. Ich frage: »Kann ich auch einen Menschen als Drittes haben?«

»Ähm ... ich bin nicht sicher. Warum willst du einen Menschen haben, wenn du doch ein echt cooles Tier haben kannst?«

»Weil ich schon jemanden habe und nicht möchte, dass sie ausgeschlossen wird.«

»Ach, echt?«, fragt Scarlett herausfordernd. »Wie heißt sie denn?«

»Sie hat keinen Namen.«

»Na, dann hast du sie dir auf jeden Fall gerade erst ausgedacht. Sonst hätte sie nämlich einen Namen.«

»Okay, sie heißt Victoria!«

»Das hast du dir gerade ausgedacht!«

Scarlett sieht sauer aus. »Na gut, ich frage Striko«, sagt sie mürrisch und wendet sich ab, um mit einem Pferd zu reden, das wir nicht sehen können.

»Striko glaubt dir, dass du eine Fantasiefreundin hast. Aber sie kann nicht mit ins Königreich der Tiere kommen. Nur Tiere können da leben.«

»Aber Menschen sind doch Tiere.«

»Na ja, aber Striko sagt, nur Tiere-Tiere. Fantasiemenschen können im Königreich der Tiere nicht existieren. Striko sagt, wenn du willst, dass Victoria lebt, musst du sie in das Königreich der Fantasiemenschen schicken, wo wir aber nicht spielen. Also siehst du sie nicht wieder. Aber du kriegst ein drittes Tier, um sie zu ersetzen.«

»Dann nehme ich eine Katze als drittes Tier.«

Das Schlimme ist, dass wir die Schlechteste in der Klasse sind. Wir waren vorher nie dumm. Mum sagt, dass es nicht unsere Schuld ist. Sie erklärt, dass die Klassen hier kleiner sind, sodass die Kinder besser vorankommen. Aber wir können es aufholen, wenn wir uns anstrengen.

Wir gehören in allen Fächern zu den Schlechtesten, selbst in Englisch, und haben mit Francesca und Holly Zusatzstunden bei Mrs Martin. Heute erklärt Mrs Martin uns, dass wir unsere Ks falsch schreiben. »Lily, hör auf, deine Ks so zu kringeln. So macht man es an den staatlichen Schulen. Wir schreiben hier gerade Ks.«

Francesca und Holly kichern, und wir wissen, dass sie es den anderen Kindern erzählen werden, die sowieso schon denken, dass wir furchtbar gewöhnlich sind. Tatsächlich denken sie eine Menge über uns. »Meine Mama sagt, deine Eltern sind zu jung«, meinte Maddie gestern.

»Sie haben gesagt, du warst ein ›Unfall‹. Igitt!«

Wir liegen im Bett und strengen uns ganz doll an, einzuschlafen, denn morgen ist der erste Tag des vierten Schuljahres. Ein paar Dinge konnten wir schon klären. Mum hat versprochen, dass sie die Wasserhähne im Bad jeden Abend zudrehen wird, also müssen wir uns darüber keine Sorgen machen.

Aber wir können immer noch nicht schlafen. Wir müssen aufs Klo, aber wir wollen nicht gehen. Dann müssen wir nämlich den Wasserhahn aufdrehen, und das ist zu gefährlich, weil Mum schon ins Bett gegangen ist und nicht prüfen kann, ob er wirklich zugedreht ist. Jedes Mal, wenn wir auf die Uhr schauen, machen wir uns noch mehr Sorgen, weil der Morgen immer näher kommt und wir immer noch wach sind.

Gegen 23.15 Uhr haben wir gehört, wie unsere Eltern den Fernseher ausgeschaltet, die Kette vor die Haustür gelegt und die Lichter gelöscht haben. Wir haben sie oben zehn Minuten lang rumoren gehört und uns vorgestellt, wie sie ihre Zähne geputzt und die Schlafanzüge angezogen haben. Aber jetzt ist das Haus still.

Alle schlafen, bis auf uns.

Was, wenn Ella aufhört zu atmen?

Was, wenn sie oben gerade stirbt, keuchend ihre letzten Atemzüge tut, und keiner weiß es, weil niemand da ist, um es zu hören? Es ist schon fast Mitternacht, und Mum und Dad schlafen sicher schon.

Wenn wir nicht nach Ella sehen, wer tut es dann?

Langsam klettern wir die Leiter hinunter und versuchen, uns so leise zu bewegen wie eine Maus. Jahrelanges Herumschleichen in unserem Zimmer nach der Schlafenszeit hat uns in einen Profi verwandelt. Wir wissen, welche Bodendielen knarren und welche nicht, aber es ist immer noch schwierig, weil manchmal unerwartete Dinge Geräusche machen. Wir schleichen auf Zehenspitzen vom Bett zur Tür, die beim Öffnen quietscht.

Wenn sie nur dreimal oder weniger quietscht, wird morgen ein guter Tag werden.

*Quiiiiietsch, quiiii, iiiiii.*

Unser Herz schlägt uns bis zum Hals.

Eine Minute lang stehen wir ganz still. Wenn Dad uns hört, wird er wütend und kommt und schimpft mit uns, weil er morgen arbeiten muss.

Im Flur und auf der Treppe geht es besser, weil dort Teppichboden liegt. Wir kriechen auf allen vieren hinauf – so ist es leiser.

Glücklicherweise ist Ellas Tür offen, weil sie Angst im Dunkeln hat. Sie liegt zusammengerollt auf der Seite, die dicken braunen Locken sind ihr übers Gesicht gefallen. Wir streichen sie weg. Wir können Ella atmen hören, aber um sicherzugehen, halten wir unsere Hand dicht vor ihren Mund. Ihr Atem streicht über unsere Handfläche, also muss sie am Leben sein.

Wir zählen neun ihrer Atemzüge. Dann schieben wir ihre Bettdecke nach unten bis knapp über ihren Bauch und legen unsere Hand auf ihre Brust. Ihr Herz schlägt. Wir zählen neun Herzschläge, aber zur Sicherheit zählen wir noch einmal neun Herzschläge. Damit sind es achtzehn. Es dabei zu belassen, brächte Unglück – es müssen drei Abfolgen sein –, deshalb zählen wir noch einmal neun. Siebenundzwanzig Herzschläge.

Wir denken, dass wir jetzt fertig sind. Es fühlt sich nicht ganz richtig an, aber wenn wir hierbleiben, wacht sie vielleicht auf. Also ziehen wir ihr die Decke wieder bis unters Kinn und wiederholen die Worte:

*Beste Schwester aller Zeiten.*
*Beste Schwester aller Zeiten.*
*Beste Schwester aller Zeiten.*

Wir sagen es dreimal nur im Kopf, damit sie nicht aufwacht, aber wir konzentrieren uns ganz stark auf die Bedeutung, sodass sie vor allem Bösen geschützt ist.

Dann machen wir uns auf den Weg zurück zu unserem Zimmer und überprüfen dort, ob es sicher für uns ist, einzuschlafen. Wir öffnen unsere Schubladen und tasten mit den Händen in ihnen herum, weil wir Angst haben, dass irgendjemand oder irgendetwas sich darin verstecken könnte. Wir überprüfen unseren Kleiderschrank und schauen unter dem Etagenbett nach. Die Schalter an den Steckdosen müssen ausgeschaltet sein, damit es in der Nacht kein Feuer gibt. Wir tasten im Dunkeln herum und überprüfen, dass die Schalter sich alle in der richtigen Stellung befinden. Dann klettern wir die Leiter hinauf und beugen uns über die Kante des Bettes, um sicher zu sein, dass niemand darunter im Schatten lauert. Wir gucken:

*Links, rechts.*
*Links, rechts.*
*Links, rechts.*

Unter der Bettdecke müssen wir das Gebet sprechen. Es ist das Letzte, das gesagt werden muss, bevor wir schlafen können, der beste Schutz dagegen, dass alles schiefgeht. Wir haben das Gebet schon einmal gesprochen, aber seitdem haben wir das Zimmer verlassen, um nach Ella zu sehen. Also müssen wir es noch einmal sagen:

*Lieber Gott,*
*bitte schütze unsere Familie.*
*Bitte lass Ella nicht im Schlaf sterben.*
*Bitte lass uns nicht morgens aufwachen, und unsere Eltern sind fort.*
*Bitte lass nicht die ganze Welt zu Eis werden, sonst sind wir die Einzigen, die nicht erfroren sind, und müssen für immer allein bleiben.*
*Bitte mach unsere Eltern glücklich und bring sie dazu, nicht mehr zu streiten.*
*Bitte mach, dass Scarlett uns immer mag und unsere beste Freundin bleibt. Mach, dass die anderen Mädchen in der Klasse uns auch mögen und nicht denken, dass wir böse sind.*
*Bitte lass das alles nicht ein Spiel sein, lass uns nicht der einzige Mensch sein, den es noch gibt, weil alle anderen durch Computer kontrolliert werden.*
*Bitte kümmere dich um alle Menschen auf der Welt und mach die Welt besser für die Menschen, die kein Zuhause, kein Essen oder Wasser haben.*
*Bitte lass uns jetzt schlafen und daran denken, dass im Bett zu liegen genauso gut ist wie schlafen.*
*Wenn unser Körper Schlaf bräuchte, würde er uns einschlafen lassen.*

gesagt hat: »Wasch dir immer die Hände, wenn du nach Hause kommst und U-Bahn gefahren bist. Es gibt nämlich eine Menge unsichtbaren Schmutz an den Stangen von den Händen anderer Leute, auch wenn du ihn nicht sehen kannst.«)

»Und was ist, wenn du es ganz oft wäschst?«, fragen wir. »Gehen sie dann irgendwann raus?«

»Ja, irgendwann wahrscheinlich schon.« Mum hört nicht mehr richtig zu; sie hat sich zu Scarlett gedreht, um ihr die Socken zu reichen. »Setz dich auf die Bank, wenn du sie anziehst, damit deine Füße nicht nass werden …«

Unser Handtuch liegt zusammengerollt auf dem Boden. Die Linien zwischen den Fliesen sind voll mit einem grünen, schwammigen Schleim, der uns vorher noch nie aufgefallen ist. Ist das der Superschmutz, von dem Mum gesprochen hat? Nein, Dad hat gesagt, dass er unsichtbar ist. Was ist mit den Linien auf unseren Handflächen? Sind sie auch mit schwammigem grünem Schleim gefüllt, den man nicht sehen kann?

»Wie oft müsstest du das Handtuch waschen, damit die Bakterien weggehen?«

»Oh … ein paarmal … Hier, zieh deinen Pullover an.«

»Okay.«

Wir beschließen, unsere Hände öfter und sorgfältiger zu waschen.

Unsere besondere Methode, unsere Gedanken zu beenden, ändert sich alle paar Monate. Es gibt niemals einen bestimmten Moment, an dem die Veränderung bemerkbar wird. Im Augenblick klopfen wir dreimal leicht auf jede Seite des Stuhls, auf dem wir gerade sitzen. Dann verdreifachen wir das Klopfen, damit es neun Mal sind.

Wir riechen sorgfältig an jedem einzelnen unserer Finger.

Wir schauen nach links, rechts, oben und unten, jeweils dreimal.

Wir kreuzen dreimal die Beine, stellen sie wieder nebeneinander und tippen mit beiden Füßen dreimal auf und ab.

Dad wünscht sich, dass wir damit aufhören.

Er verspricht uns, dass er uns ein Meerschweinchen schenkt, wenn wir dafür versprechen, mit diesem Gezappel aufzuhören, weil es unerträglich ist, dabei zuzusehen. Uns würde ein Meerschweinchen gefallen. Wir sagen uns, dass wir uns auf eine Weise bewegen können, die weniger auffällig ist, oder vielleicht eine andere Methode finden, um unsere Gedanken abzuschließen.

Wir machen es also mit Dad so ab.

Mum und Dad fahren mit Ella und uns zu einem Haus außerhalb von London, um das Meerschweinchen zu holen. Wir halten in der Kiesauffahrt vor einem großen roten Backsteinhaus. Als wir die Autotür öffnen, um auszusteigen, rennt ein kleiner grauer Hund an uns vorbei. Plötzlich taucht ein Gedanke in unserem Kopf auf:

*Ich hasse diesen Hund.*

Wir fassen uns an den Kopf.

*Was für ein grässlicher Gedanke,* sagt meine Freundin. *Warum hast du das gedacht?*

*Ich weiß nicht,* antworte ich. *Ich liebe Hunde. Der Hund sieht nett und freundlich aus.*

Ella kreischt: »Wo sind die Meerschweinchen? Ich will die Meerschweinchen sehen!«

Der Mann und die Frau, die aus dem Haus kommen, werfen uns einen eigenartigen Blick zu.

»Wir haben keine …«

»Sie sind im Keller!«, unterbricht Dad sie und zwinkert.

Im Haus gibt es einen Käfig mit vielen kleinen, flauschigen grauen Hundewelpen.

»Wir bekommen einen Hund!«, sagt Dad.

Wir sind begeistert. Einen Hund! Wie toll!

»Können wir ihn Tuffy nennen?«

Und dann habe ich plötzlich Gewissensbisse. Der graue Hund, den wir draußen gesehen haben, muss die Mutter gewesen sein. Wie können wir eines ihrer Kinder mitnehmen, wenn ich so etwas Schreckliches über sie gedacht habe? Und wie sollen wir dem Welpen in die Augen sehen, wenn ich weiß, was ich über seine Mama gedacht habe?

Mum und Dad haben schon immer gestritten, aber es wird schlimmer. Sie streiten über die lächerlichsten Dinge, und am schlimmsten ist es im Auto.

Wir wollen nicht parteiisch sein, aber es ist Dad, der immerzu Mum anschreit. Wenn es nach ihm geht, macht sie einfach alles falsch. Sie möchte nicht streiten und weint, aber das nützt auch nichts, und deshalb verliert sie die Nerven und brüllt zurück. Wenn er immer wieder mit den Händen durch seine Haare fährt, ist das ein Zeichen, dass er richtig wütend ist. Dann sollte man ganz still sein.

Unsere Eltern sind mittlerweile reich und haben in Chamonix in Frankreich ein Chalet gekauft. Die Hütte ist einfach toll, und wir lernen Ski fahren. Das Problem ist nur, dass wir mit dem Auto dorthin fahren müssen.

Sie fangen schon an zu streiten, bevor wir überhaupt aus unserer eigenen Straße heraus sind.

Als wir endlich in Frankreich ankommen, haben sie schon über eine Million Dinge gestritten. Das Hauptproblem ist, dass Dad beschlossen hat, dass er Mums Stimme nicht leiden kann.

Er sagt, sie ist hoch und durchdringend, und das hasst er. Mum hat ihre Gucci-Sonnenbrille aufgesetzt. Da die Sonne nicht scheint, bedeutet es, dass sie weint.

»Und diese riesige Brille! Diese Scheißbrille! Damit siehst du so verdammt lächerlich aus!« Er reißt sie ihr von der Nase und bricht sie entzwei.

Das ist zu viel für Mum, die seit einer guten Stunde weinend und fast stumm dasitzt. Sie schnappt sich ein schottisches Ei und pfeffert es ihm ins Gesicht. Das nächste schmeißt sie gegen die Windschutzscheibe. Der Wagen gerät ins Schlingern.

»Verdammt!«

»STOPP!«, schreien wir. »Dad, hör auf, Mum anzubrüllen. Du bringst sie zum Weinen, und sie hat gar nichts Falsches getan. Und Mum, leg die Eier wieder hin.«

»Du halt den Mund, Lily!«, schnauzt Dad. »Das hier ist ein Streit unter Erwachsenen, und du hältst dich gefälligst da raus.«

Früher haben wir uns im Auto immer mithilfe unserer speziellen Bewegungen beruhigt, aber wir haben Dad versprochen, stillzusitzen. Deshalb machen wir sie jetzt ganz langsam, sodass Dad es nicht bemerkt, oder wir sagen unsere besonderen Sätze:

*Alles ist unter Kontrolle.*
*Ihre Beziehung wird wieder besser.*
*In Wirklichkeit lieben sie sich.*

In letzter Zeit haben wir eine wirkungsvollere Alternative entdeckt. Wir haben erkannt, dass Dad und Mum wahrscheinlich böse Menschen sind, denn sonst würde er sie nicht so behandeln – und sie würde ihn nicht so unglücklich machen. Wir wollen nicht so enden wie sie, und deshalb konzentrieren wir uns darauf, alle Dinge aufzuzählen, die wir am Tag getan haben und die möglicherweise böse gewesen sein könnten. Wir machen eine lange Liste und denken darüber nach, ob die Dinge, die wir getan haben, wirklich so böse waren.

Manchmal stellen wir fest, dass sie nicht böse waren und wir sie rechtfertigen können.

Manchmal waren sie aber auch wirklich böse, und wir müssen ganz stark über sie nachdenken, damit wir sie bestimmt nicht wieder tun. Um sicherzugehen, müssen wir die Liste dreimal aufsagen. Manchmal klappt es nicht ganz, und wir müssen sie noch sechsmal aufsagen, damit es neunmal werden. Und wenn es dann immer noch nicht klappt, fangen wir nochmal von vorne an.

Das macht keinen Spaß, aber wenn wir uns darauf konzentrieren, kommt uns der Streit nicht so laut vor, und wir werden auch niemals so böse werden wie unsere Eltern.

Wir fahren mit dem Auto durch Chamonix. Mum und Dad sitzen vorne, und wir sitzen hinten mit Dads Schwester, Auntie Sam. Dad schreit Mum an, weil sie sich seiner Meinung nach noch nicht einmal bemüht, gut Ski fahren zu lernen, und er es leid ist, Geld für ihre Skikurse aus dem Fenster zu werfen. Mum antwortet, dass sie sich doch Mühe gibt. Was dann passiert, geht so schnell, dass wir gar nicht alles genau mitkriegen.

Mum schnallt sich ab, öffnet die Beifahrertür und springt aus dem Auto. Wir gucken alle, wo sie wohl landen wird. Es gibt einen Grasstreifen am Straßenrand, und sie wirft sich genau dorthin.

Ihr Körper rollt sich zu einer Kugel zusammen, wie der eines Turners. Wird sie es schaffen?

Sie hat es geschafft. Sie landet, prallt ein paarmal auf und rollt weiter. Dann ist sie aus unserem Blickfeld verschwunden.

»Ian!«, kreischt Auntie Sam. »Ian!!!«

Dad fährt einfach weiter. Auntie Sam umklammert unsere Hand.

*Bitte lass sie okay sein.*
*Lass sie okay sein.*
*Lass sie okay sein.*

Stunden später kommt Mum ins Chalet. Wir betrachten sie von oben bis unten. Sie sieht okay aus. Aber was, wenn sie irgendwo verletzt ist, wo wir es nicht sehen können? Wir schlingen die Arme um sie.

»Bist du okay?«

Mum nickt. Sie fühlt sich kalt an.

Sie ist zu Fuß zurückgelaufen.

Sie sagt, dass zwischen ihr und Dad wieder alles in Ordnung kommen wird. »Tut mir leid, dass ich so etwas Dummes getan habe.«

Dann vergräbt sie ihr Gesicht in unseren Haaren, und auf unserer Kopfhaut fühlt es sich an, als ob es anfängt zu regnen.

Egal wann wir abends ins Bett gehen, unsere Gebete und Kontrollgänge, bevor wir schlafen können, dauern Stunden. Wir teilen uns ein Etagenbett mit Ella, und anfangs fragen wir uns, wie wir unsere Kontrollen durchführen können, wenn sie direkt bei uns im Zimmer ist.

Obwohl wir nicht glauben, dass es falsch ist, alles zu kontrollieren, nur um sicher zu sein, haben wir es noch niemand anderen tun sehen und haben den Verdacht, dass es geheim bleiben sollte.

Inzwischen haben wir die Prozedur perfektioniert. Wir warten, bis Ella im unteren Bett liegt, und sagen ihr, dass wir noch mal ins Bad gehen. Dort waschen wir unsere Hände dreimal, weil wir uns sonst die ganze Zeit all die Dinge auf unseren Händen vorstellen müssen, die wir nicht sehen können. Wir schauen im Schrank unter dem Waschbecken nach, ob auch sicher niemand darin ist, fahren mit der Hand über das ungeschliffene Brett und bekommen Splitter in unsere Handflächen. Dann kontrollieren wir noch einmal mit den Augen:

*Links, rechts.*
*Links, rechts.*
*Links, rechts.*
*Oben, unten.*
*Oben, unten.*
*Oben, unten.*

Dasselbe tun wir mit dem unteren Brett.

Wir kontrollieren die Wasserhähne von Badewanne und Waschbecken, indem wir unsere Hand neunmal unter ihnen durchführen und dabei sagen:

*Sie sind zu.*
*Sie sind zu.*
*Sie sind zu.*

Wir nehmen die Klopapierrolle aus dem Halter und kontrollieren, dass nichts darunter ist. Dreimal.

Dann gehen wir zurück in unser Zimmer. Wir gucken dreimal hinter die Vorhänge, oder neunmal, falls es sich noch nicht richtig anfühlt.

Ella fragt jedes Mal: »Was machst du denn da?« Und wir antworten jedes Mal: »Ich gucke den Mond an.« Sie fragt, warum wir ihn nicht schon beim ersten Mal sehen konnten, und wir antworten, dass sie still sein und schlafen soll. Dann gehen wir zu ihr.

Wir kontrollieren auf unsere besondere Art, ob sie atmet, und prüfen ihren Puls.

Es ist schwieriger, das geheim zu halten. Also haben wir beschlossen, halbwegs ehrlich zu sein. Wir erzählen ihr, dass wir nur nachsehen, ob es ihr gut geht, so als wenn sie zum Arzt gehen würde. In Gedanken wiederholen wir:

*Beste Schwester aller Zeiten.*
*Beste Schwester aller Zeiten.*
*Beste Schwester aller Zeiten.*

Dann klettern wir in unser Bett und kontrollieren neunmal, ob die Bettdecke auch so festgesteckt ist, dass wir keine kalten Zehen bekommen und dadurch aufwachen, was uns zwingen würde, alles noch einmal zu kontrollieren. Wir kontrollieren, ob unser Kissen auch gerade liegt: Die obere Kante muss genau parallel zum Kopfende liegen und die Seiten genau parallel zur Kante der Matratze.

Dann sprechen wir unser Gebet und versuchen zu schlafen. Das Problem ist nur, dass Ellas Gegenwart unser Gefühl, kontrollieren zu müssen, ob sie noch lebt, noch verstärkt.

Wir klettern die Leiter hinunter, um nachzusehen, ohne sie aufzuwecken. Und da es das Letzte sein muss, was wir tun, bevor wir wieder ins Bett steigen, kontrollieren wir vorher noch einmal schnell Bad und Vorhänge, bevor wir nach Ella sehen und die Bettdecke und das Kissen in Ordnung bringen. Dann sprechen wir noch einmal das Gebet und versuchen zu schlafen …

Wir schauen auf die Uhr. Es ist 5.00 Uhr morgens.

Wir sind.

So.

Müde.

Wir klettern wieder hinunter, um nach Ella zu sehen. Als wir gerade ihre Brust kontrollieren, reißt sie die Augen auf und setzt sich kerzengerade hin.

»Lily? Warum machst du das die ganze Zeit?«

»Schschschhh! Schlaf weiter.« Wir streicheln ihren Kopf, um sie zu beruhigen.

»Lily«, flüstert Ella, zieht sich die Bettdecke bis unters Kinn und sieht uns mit weit aufgerissenen Augen an.

»Muss ich sterben?«

# 6
# Fluchen in der Kirche

Jeden Donnerstag gehen wir mit der ganzen Schule die Straße hinunter in die Kirche. Der Gottesdienst dauert nur fünfundvierzig Minuten, aber es fühlt sich an wie Stunden. Von der Sekunde an, in der wir die Kirche betreten, bis zu der Sekunde, in der wir sie verlassen, können wir nicht aufhören, Schimpfwörter zu sagen – in unserem Kopf. Diese Wörter gehören nicht in die Kirche, aber wir können sie nicht unterdrücken.

*Verdammte langweilige Scheißkirche. Scheiße, Kacke, Ficken, Wichser, Fotze.*

Wir betrachten den Altar mit dem riesigen Kreuz.

*Scheiß-Jesus an einem Scheißkreuz. Scheiße, Kacke, Ficken, Wichser, Fotze.*

Wir setzen uns hin.

*Scheißunbequeme Bank. Scheiße, Kacke, Ficken, Wichser, Fotze.*

Der Pfarrer beginnt, über die Liebe Jesu zu sprechen.

*Der Pfarrer ist ein Wichser, Fotzengesicht. Scheiße, Kacke, Ficken, Wichser, Fotze. Dieser Talar lässt ihn wie ein beschissenes Arschloch aussehen.*

Wir schlagen unsere Gesangbücher auf.

*Beschissene Scheißlieder. Scheiße, Kacke, Ficken, Wichser, Fotze.*

Was heißt Fotze überhaupt? Scheiße und Kacke sind Aa, Ficken ist das, was Erwachsene im Bett machen. Ein Wichser ist jemand, der schlecht Auto fährt.

Aber was bedeutet Fotze?

Wir sollen die Lieder singen, aber wir haben zu große Angst, dass stattdessen diese schrecklichen Wörter aus unserem Mund kommen und alle wissen, wie böse wir sind. Doch dann schimpft die Lehrerin mit uns und sagt, dass wir singen müssen. Wir formen die Wörter mit dem Mund.

Scarlett flüstert uns ins Ohr: »Ich glaube nicht an Gott.«

»Hör auf!«, antworten wir.

»Das ist so, als ob man an den Weihnachtsmann glaubt.«

»HÖR AUF!«

Warum sagt Scarlett diese Dinge? Warum hört sie nicht auf? Jetzt kommen wir ganz sicher in die Hölle.

In der Pause sitzen wir auf den Stufen, trinken unsere Milch und schauen den anderen Mädchen beim Seilspringen zu. Wir fragen Scarlett, warum sie nicht an Gott glaubt.

Scarlett erklärt, wenn man klein ist, bringen sie einem bei, an den Osterhasen zu glauben, an die Zahnfee, den Weihnachtsmann, Gott. Und wenn man zehn wird, sagen alle: »O.k., das hat alles nicht gestimmt, wir haben uns das alles nur ausgedacht. Außer Gott; den gibt's wirklich.« Sie sagt: »Wenn es Gott gäbe, glaubst du, die Welt wäre wirklich so ungerecht? Glaubst du, wir würden hier sitzen und unsere Milch trinken, während in Afrika Kinder verdursten? Und Gott würde nur so was meinen wie: ›Na ja, selbst schuld. Ich habe Eva doch gesagt, sie soll den Apfel nicht essen.‹«

Wir lachen. Scarlett ist so schlau.

»Aber ich verbringe jeden Abend Stunden mit Beten. Und ich tue dauernd diese Sachen, weil ich Angst habe, dass Gott mich und meine Familie nicht beschützen wird, wenn ich es nicht tue.«

Scarlett lacht. Es ist kein gemeines Lachen. Es ist ein Lachen, das sagt: »Warum in aller Welt solltest du so etwas tun?«

Sie dreht sich zu uns um. »Lass es. Das ist reine Zeitverschwendung. Gott existiert nicht.«

Im Verlauf der nächsten Wochen beschließen wir, dass Scarlett recht haben muss und Gott nicht existiert. Das Gebet verschwindet, und die Schimpfwörter in der Kirche wirken allmählich eher lustig als furchteinflößend. Je lustiger und weniger schreckenerregend sie sind, desto seltener tauchen sie auf.

Schließlich hören sie ganz auf.

Oder falls sie noch kommen, hören wir sie nicht, weil wir zu viel Spaß daran haben, zu lachen.

Als wir heute nach Hause kommen, sitzt Dad auf dem Sofa und starrt ins Leere. Gestern hat er mit Mum gestritten, und wir hörten ihn sagen, dass er die Nacht im Hotel verbringen würde, weil er es im Haus nicht aushielt.

Wir fragen uns, wann er zurückgekommen ist.

Er hört uns nicht reinkommen. Er bemerkt uns nicht, als wir vor ihm stehen.

Wir möchten ihn umarmen und ihm sagen, dass alles gut wird, aber er sieht so traurig aus.

Wir wollen sagen: »Vielen Dank, dass du so hart arbeitest, danke, dass du dich immer um uns kümmerst, danke, dass du unser Dad bist. Wir verstehen, dass du nur wütend wirst, weil Mum dich nicht glücklich macht, aber du möchtest uns doch nicht verlieren.« Doch wie können wir das sagen?

Schweigend verlassen wir das Zimmer.

Wir sind jetzt schlau. Es hat gedauert, aber wir haben es schließlich doch geschafft. Wenn wir Prüfungen haben, gehören wir fast immer zu den besten drei. Bei der Preisverleihung während der Schulversammlung wird verkündet, wer im ganzen Schuljahr die Beste und wer die Zweit- und Drittbeste war. Normalerweise ist Scarlett die Beste und wir sind Zweite. Dann bekommen wir ein Buch mit einer Urkunde drin, was so viel bedeutet wie: Gut gemacht. Schlau zu sein gefällt uns. Es ist das Einzige, worin wir jemals gut waren. Deshalb ärgern wir uns wahrscheinlich auch so sehr, wenn wir etwas nicht verstehen. Das passiert meistens in Mathe. Dann sage ich mir: Okay, beim zweiten Mal verstehe ich es. Aber Sie fängt dann an und sagt:

*Dumm.*
*Dumm.*
*Dumm.*

Sie und ich sind fast immer einer Meinung, aber ganz selten streiten wir uns auch. Ich finde nicht, dass es schlimm ist, wenn man etwas nicht gleich beim ersten Mal kapiert, wenn es im Unterricht drankommt. Schließlich kann man nicht immer alles auf Anhieb verstehen, und nach Scarlett bin ich immer noch die Zweitbeste in Mathe.

Aber meine Freundin sagt: *Nein, so funktioniert das nicht. Wenn du es nicht kapierst, bist du eine*

*Idiotin.*
*Idiotin.*
*Idiotin.*

Ich versuche mich auf das zu konzentrieren, was Mrs Johnston sagt, und darauf, wie ich es auf die Zahlen anwenden kann, die ich vor mir habe. Aber Sie sagt, es ist viel wichtiger, sich zu merken, dass ich dumm war, sodass wir das später noch einmal durchgehen können. Ich antworte ihr, dass wir uns nicht merken müssen, dass ich dumm war, wenn wir es jetzt lernen.

Aber Sie sagt, dass es zu spät ist: Es beim ersten Mal nicht zu verstehen, ist genauso schlimm, wie es niemals zu verstehen. Sie sagt mir das so laut, dass ich es nicht mehr bestreiten kann.

Ich versuche, einen Kompromiss einzugehen, und merke mir, was ich Dummes getan habe, während ich versuche, Mrs Johnston zu verstehen.

Das kann unmöglich funktionieren, und ich weiß, dass ich gleich weinen werde. Ich fühle es kommen: die Enge im Hals, die Art, wie die Zahlen allmählich verschwimmen. Dann sehe ich die Tränen auf mein Schulbuch tropfen. Ich versuche es zu verbergen, denn ich bin zwölf: Ich bin zu alt, um noch im Unterricht zu weinen. Ich will, dass es aufhört, aber je stärker ich dagegen ankämpfe, desto mehr muss ich weinen.

Mrs Johnston ist früher immer sehr nett gewesen, wenn das passiert ist. Sie hat mir dann ein Taschentuch gegeben und gefragt, ob es mir gut geht, aber in letzter Zeit wird sie ärgerlich und erklärt mir, dass ich damit in der Schule für die großen Kinder nicht mehr durchkomme. Ich weiß, dass es nervig sein muss, ein Kind in der Klasse zu haben, das dauernd in Tränen ausbricht, wenn man mit dem Unterricht vorankommen möchte, aber dadurch muss ich noch mehr weinen, weil ich mich zwischen ihr und meiner Freundin wie ein dummes Baby fühle.

Ich dachte, nachdem wir Gott losgeworden waren, würde alles besser werden, aber meine Freundin hat andere Vorstellungen. Sie sagt:

*Es gibt vielleicht keinen Gott, aber es gibt immer noch Dinge, vor denen wir uns schützen müssen. Und wenn wir nicht Gott darum bitten können, dich zu einem guten Menschen zu machen, den die Leute mögen, dann müssen wir es selbst erledigen.*

Die Schule endet um 17.20 Uhr, und wir werden von unserem Au-pair abgeholt. Unsere Au-pairs wechseln jedes Jahr oder so, weil sie einen anderen Job finden oder nach Hause zurückkehren, sobald sie genug Englisch gelernt und die Sprachschule bei uns um die Ecke beendet haben. Im Moment heißt unser Au-pair Illy und kommt aus der Slowakei. Sie ist die beste, die wir je hatten. Sie ist sehr groß und hat kurze, stachelige blonde Haare, und sie bringt uns so sehr zum Lachen, dass wir Bauchweh bekommen. Und sie ist immer sehr lieb zu uns. Wenn Mum und Dad streiten oder wir nicht schlafen können, lässt sie uns bei sich im Zimmer fernsehen.

Wenn wir nach Hause kommen, macht Illy uns Abendessen, und wir spielen zusammen, meistens Karten. Mum kommt gegen 19.30 Uhr aus dem Büro, Dad kommt gegen 21 Uhr nach Hause.

Heute kommt Mum schon um 18.30 Uhr zurück, was ungewöhnlich ist. Wir sitzen im Wohnzimmer und spielen Karten, als sie sagt, dass sie mit uns reden möchte.

Wir geraten in Panik. Was haben wir falsch gemacht?

Wir gehen mit ihr in die Küche. Sie setzt sich an den Tisch und zeigt auf einen Stuhl ihr gegenüber. Dann nimmt sie unsere Hände in ihre.

»Lily, ist bei dir alles in Ordnung?«

»Ja! Natürlich, Mum. Warum?«

»Weil ich einen Brief von der Schule bekommen habe, in dem steht, dass du im Unterricht immerzu weinst, und deine Lehrer wissen nicht, warum. Die Schule fragt, ob zu Hause etwas los ist, das dich beunruhigt. Gibt es da was?«

»Nein! Überhaupt nicht. Mach dir keine Sorgen. Ich benehme mich nur manchmal wie ein kleines Baby, wenn ich etwas nicht verstehe.«

Wir sind die Besten von der ganzen Schule. Buxton House endet mit dem achten Schuljahr, was bedeutet, dass man allmählich zu den Großen gehört. Alle müssen eine Aufnahmeprüfung für die weiterführenden Schulen machen, nur Scarlett und wir nicht.

Vor ein paar Monaten hat Scarlett uns erzählt, dass sie sich mit ihren Eltern in Kent ein Internat angesehen hat, wo sie jedem eine personalisierte Tafel Schokolade geschenkt haben, auf deren Verpackung Hambledon stand. Die Schüler dürfen in ihrem Schlafraum einen Goldfisch haben, und es gibt eine richtige Turnhalle, ein Schwimmbad, Tennisplätze, leckeres Essen – und die Schule sieht aus wie Hogwarts!

Wir sind zu der Schule gefahren, um besondere Prüfungen zu machen, und ein paar Wochen später erfahren Scarlett und wir per Post, dass wir bestanden haben. Wir bekommen ein Stipendium, und es wird von uns erwartet, dass wir immer zu den Jahrgangsbesten gehören. Unser Name wird in großen Buchstaben auf eine besondere Holztafel gedruckt, die in der Eingangshalle hängt. Und während die anderen Mädchen in den nächsten Wochen für die Aufnahmeprüfung büffeln müssen, dürfen wir uns ausruhen und irgendwelche anderen Projekte und so machen, was einfach fantastisch ist.

Genauso fantastisch ist es, dass Mum und Dad sich scheiden lassen. Gestern Abend haben sie uns zu sich gerufen und es uns gesagt. Ella hat geweint, aber wir mussten uns zusammenreißen, um nicht zu jubeln.

Dad wird ausziehen, und es wird keine Streitereien mehr geben, was bedeutet, dass wir uns nicht mehr so schlecht fühlen müssen, weil wir Ella zurücklassen, wenn wir nach Hambledon gehen.

Bevor wir Buxton verlassen, ruft Mrs Woodson die ganze achte Klasse noch einmal zusammen, um mit uns zu reden. Sie steht vor uns und spricht darüber, wie wir uns im Internet schützen können.

Wir sollen wissen, dass da draußen böse Menschen sind, die es vielleicht ausnutzen, wie wir das Internet nutzen. Besonders besorgt ist sie wegen Bebo, dieser neuen Seite, auf der man sich mit seinen Freunden verlinkt und chattet. Wir benutzen sie alle.

Mrs Woodson erklärt, dass sie sich unsere Profile angesehen hat. Sie sagt, dass Athenas Profilbild sie im Bikini zeigt. Würde Athena in Unterwäsche zur U-Bahn laufen? Nein, das würde sie natürlich nicht. Doch – so erklärt Mrs Woodson ihr – was sie online getan hat, ist genau dasselbe. Sie möchte nachher unter vier Augen mit Athena sprechen.

Mrs Woodson sagt, dass sie sich vor allem Sorgen darüber macht, dass böse Menschen unsere Fotos sehen und sie benutzen könnten, um zu masturbieren oder unsere Daten herauszufinden und dann zu versuchen, uns aufzuspüren. Sie fragt, wer in der Klasse nicht weiß, was Masturbieren ist. Einige von uns heben die Hand.

»Gut … ähm … in Ordnung«, sagt sie und sieht plötzlich ganz unbehaglich drein. »So nennt man es, wenn jemand sich selbst Genuss bereitet, indem er seine intimen Stellen berührt. Das könnte er zum Beispiel tun, während er Fotos ansieht oder eine andere Person berührt, um sich zu erregen. So könnte er beispielsweise … ähm … euren Brustkorb oder eure Brüste berühren, wenn ihr sie schon habt, oder … ähm … sogar euren Popo, um sich zu befriedigen. Das würde man dann Missbrauch nennen.«

Mrs Woodson ist rot angelaufen, aber sie holt tief Luft und redet weiter, als ob die Welt nicht unterginge.

Wir zittern vor Entsetzen. Alles verschwimmt vor unseren Augen, und wir können Mrs Woodson nicht mehr hören.

Die ganze Zeit über, wenn wir ihren Herzschlag geprüft und kontrolliert haben, ob Ella noch lebt, haben wir immer und immer wieder ihre Brust angefasst.

Sie fragt: *Hat dir das Genuss bereitet?*

Nur insoweit, als ich froh war, dass Ella noch lebte. Ist das eine böse Art von Genuss? War es überhaupt Genuss? Es fühlte sich mehr nach Erleichterung an. Aber egal, was es war, es ist nicht rückgängig zu machen. Wie konnten wir denn nicht wissen, dass wir unsere Schwester missbrauchten?

Wir dürfen Ella nie wieder kontrollieren. Es ist niederschmetternd, aber glasklar, dass unsere Vorstellung, wir würden sie retten, nur das Ergebnis eines dunklen Impulses war.

Gott sei Dank gehen wir bald aufs Internat. Ella wird nicht mehr in unserer Nähe sein. Sie wird in Sicherheit sein. Wir werden ihr niemals wieder Schaden zufügen können.

# 7
# Das Mädchen, das sich am häufigsten entschuldigt

Die Schule ist vorbei. Alle in unserem Jahrgang haben es auf die Schulen geschafft, auf die sie wollten. Um das zu feiern, hat Natasha unsere Klasse zu sich in ihr Landhaus in Norfolk eingeladen.

Wir hängen alle am Strand rum und buddeln uns gegenseitig im Sand ein, bevor wir in die Wellen hinausschwimmen. Und wir bekommen den typischen britischen Sonnenbrand, weil wir uns nicht darum gekümmert haben, uns mit der Fünfziger-Sonnencreme einzuschmieren, die Mum in unseren Rucksack gepackt hat.

Abends präsentiert Natasha die Preise für die Abgänger von Buxton House. Die offizielle Preisverleihung der Schule war schon am letzten Schultag, bei der wir – ich und Sie – den Englisch- und den Französisch-Pokal und den Preis für Naturwissenschaften bekommen haben.

Das hier ist anders. Wir sitzen alle im Garten, und auf einem Podium überreicht Natasha jeder von uns eine Auszeichnung, während alle anderen Beifall klatschen.

Bisher hat Mia die Auszeichnung als die Hübscheste, Tabitha als die Lustigste und Scarlett als die Schlauste von uns erhalten. Sarah hat sich den Titel der Sportlichsten unter uns erkämpft, und Bryony sieht sehr selbstzufrieden aus, als sie den Preis als beste Schauspielerin bekommt.

Dann nennt Natasha unseren Namen, gefolgt von unserem Preis.

Wir steigen zu ihr hinauf und versuchen, ihre Hand zu

schütteln und dabei so breit zu grinsen, dass unsere Wangen schmerzen.

Alle grölen vor Lachen. Aber ganz ehrlich – es ist überhaupt nicht komisch. Denn wir haben gerade den Preis als das Mädchen gewonnen, das sich am häufigsten entschuldigt.

Die einzige Person, die nicht lacht, ist Scarlett. Und das verrät uns alles, was wir wissen müssen.

Es ist wahr: Wir neigen dazu, uns dafür zu entschuldigen, dass wir überhaupt existieren.

»Hat es dich verletzt, als ich das gesagt habe?«

»Als du was gesagt hast?«

»Es tut mir so leid, wenn ich dich verletzt habe, als du die falsche Antwort in Geschichte gegeben hast und ich die richtige. Ich wollte dich nicht schlecht aussehen lassen.«

»Welche Frage?«

»Es tut mir leid, dass ich gelacht habe, als du gestern im Flur an mir vorbeigelaufen bist. Ich möchte, dass du weißt, dass ich über etwas gelacht habe, was Mia gesagt hat. Ich habe nicht über dich gelacht.«

»Du hast gelacht? Hab ich gar nicht mitbekommen.«

Dieses Mal wird es anders sein.

Dieses Mal werden wir nicht am ersten Schultag auftauchen und wie eine Idiotin aussehen. Keine Haarbänder.

Dieses Mal wird niemand uns für gewöhnlich halten.

Dieses Mal werden wir uns nicht für alles und jedes entschuldigen.

Es muss doch einen Weg geben, mit seinen Sorgen und Befürchtungen umzugehen, ohne ständig jemanden zu fragen, ob man etwas falsch gemacht hat. Aber wie könnte der aussehen?

Die Antwort auf diese Frage ergibt sich schon bald von selbst. Während wir neben Mia am Waschtisch stehen und uns die

Zähne putzen, spüren wir, wie unser Ellbogen ihre Rippen berührt. Wir stellen uns vor, dass unter ihrem T-Shirt eine Beule anschwillt und wie ein Tintenkleks über ihre Knochen kriecht. Mit jeder Sekunde, die verstreicht, sehen wir sie in einem dunkleren Lila leuchten und auf innere Blutungen und einen möglichen Tod hinweisen.

Normalerweise würden wir Mia fragen, ob wir ihr wehgetan haben, und uns für die Verletzungen, die wir verursacht haben, entschuldigen. Aber in der Vergangenheit haben die Leute immer ein wenig seltsam darauf reagiert. Sie sagen dann Dinge wie »Du hast mich kaum berührt« oder »Wann? Ich hab nichts gespürt«.

Also schlucken wir unsere Entschuldigung hinunter. Sie fällt unsere Kehle hinab und landet mit einem Übelkeit erregenden Aufprall in unserem Magen. Was nun? Wir müssen etwas unternehmen, um die Übelkeit zu vertreiben, bevor sie sich über die anderen Organe verteilt und sie verfaulen lässt.

Nachdem wir noch einmal darüber nachgedacht haben, sagen wir uns, dass wir Mia wirklich nicht sehr fest getroffen haben. Sie hat mit keinem Laut darauf reagiert, und in engen Räumen kommt es vor, dass Menschen sich gegenseitig anstoßen. Das ergibt absolut Sinn.

Jedes Mal, wenn wir uns entschuldigen wollen, erinnern wir uns daran, warum wir nichts falsch gemacht haben, und schließlich, ganz unerwartet und zu unserer großen Erleichterung, verschwindet die Angst, wir könnten ihr wehgetan haben, einfach. Wir fühlen uns wie ein Magier, der seinen Zauberstab geschwungen und das Böse fortgezaubert hat.

Wir wenden diese Technik an, als Natashas Mum uns Cornflakes zum Frühstück gibt und wir uns bedanken und sie nicht antwortet. Wir haben Angst, sie könnte uns nicht gehört haben und nun denken, wir sind unhöflich. Aber wir entschuldigen uns nicht und fragen nicht, ob sie uns gehört hat. Stattdessen beschließen wir, dass sie uns vermutlich gehört hat, und selbst wenn nicht, ist es keine große Sache, denn Bryony und Sarah haben nicht danke gesagt, und niemand starrt sie an, als wäre das der Weltuntergang.

Das Frühstück ist vorbei, und es wird Zeit, zum Strand zu gehen. Scarlett und wir haben unsere Sonnencreme vergessen, also rennen wir nach oben, um sie zu holen. Der Treppenaufgang ist zu eng, und es ist nicht genug Platz für uns beide. Wir schieben uns vor Scarlett. Anstatt uns dafür zu entschuldigen, dass wir uns an ihr vorbeigedrängelt haben, denken wir darüber nach und sagen uns, dass eine von uns den Treppenabsatz nun einmal als Erste hatte erreichen müssen; es war also nur vernünftig, vor ihr zu laufen. Als wir wieder unten sind, entschuldigen wir uns nicht bei allen, weil wir unsere Sonnencreme vergessen haben und die anderen auf uns warten mussten, weil Scarlett ihre auch vergessen hatte. Wir wissen, dass sie nicht dumm ist, was bedeutet, dass seine Sonnencreme zu vergessen ebenfalls nicht dumm sein kann.

Einen Grund zu finden, warum wir uns nicht entschuldigen müssen, beruhigt uns ein wenig, aber es lässt den Drang, uns zu entschuldigen, nicht völlig verschwinden, bevor wir uns die Gründe dafür nicht ein paarmal aufgesagt haben.

Also beschließen wir, die Gründe, warum wir uns nicht entschuldigen müssen, in Zukunft dreimal zu wiederholen.

Wenn das nicht reicht, werden wir sie neunmal sagen, und wenn das auch nicht reicht, werden wir sie einfach so oft sagen, bis es wieder durch drei teilbar ist.

Im Moment klingt es ein wenig verwirrend, aber wir haben noch den ganzen Sommer, bevor wir nach Hambledon gehen.

Wir werden ihn nutzen, um unsere Strategie zu perfektionieren.

Wir sind dreizehn Jahre alt, tragen ein grün und pink gestreiftes Poloshirt von Ralph Lauren, ausgewaschene graue Skinny-Jeans und goldfarbene Pumps. Unsere Haare haben wir in einem Messy Bun nach oben gesteckt.

Mum hat uns geholfen, unsere Truhe ins Wohnheim zu tragen. Wir wohnen in Wimborne. Scarlett ist auch da, aber sie wohnt in Aylingforde. Wir haben sie noch nicht gesehen.

Mum, die den Tränen nahe ist, seit wir die Türmchen des aus roten Ziegeln erbauten Schlosses auf dem Hügel erblickt haben, verliert endgültig die Fassung. Sie hilft mir gerade, meine T-Shirts in der Schublade unter meinem neuen Bett zu verstauen, als die Tränen loskullern. Jetzt heult sie jedem vor, dass sie es nicht ertragen kann, ihr Baby zu verlieren.

Wir wohnen in einem Viererzimmer namens Harper. Von unseren drei neuen Zimmergenossinnen sieht Ellie so aus, als wollte sie jeden Augenblick loslachen, Soo-jin blinzelt dreimal rasch hintereinander, und Alice, die in Hambledon lebt, seit sie elf ist, zeigt keine Regung.

Wir zischen: »Mum, Zeit zu gehen.«

Unser Rechtfertigungssystem – unsere Methode, sich nicht immerzu zu entschuldigen – gerät langsam außer Kontrolle. Anfangs ging es nur darum, etwas zu rechtfertigen, wofür wir uns normalerweise entschuldigt hätten, damit das Gefühl verschwand, ohne sich tatsächlich entschuldigen zu müssen. Doch als es tatsächlich funktionierte, erkannten wir, dass wir dieses System auf so ziemlich alles anwenden konnten.

Wenn man sich jedoch nicht daran erinnert, was falsch gelaufen ist, kann man es nicht richtig machen. Also nehmen wir den ersten Buchstaben von jedem Problem und setzen ihn auf eine Liste. Wir wiederholen diese Liste wieder und wieder im Kopf, bis wir eine Gelegenheit haben, sie in Ruhe durchzugehen.

Wenn wir die Handlung rechtfertigen können, wird das

Wort grün, wenn wir sie nicht rechtfertigen können, wird es rot markiert. Wir müssen uns daran erinnern und daraus lernen, damit wir es nicht noch einmal tun.

Grüne Wörter bleiben uns etwa einen Tag lang im Kopf. Sie werden noch einmal evaluiert, um sicherzugehen, dass sie wirklich nicht so schlimm waren, und dann verlieren wir sie irgendwann zwischen dem Einschlafen und dem Aufwachen am nächsten Morgen.

Rote Wörter können noch tagelang herumgetragen werden, bis wir eine Möglichkeit finden, sie zu rechtfertigen.

Wenn ein Wort sehr rot ist, müssen wir manchmal akzeptieren, dass es nicht zu entschuldigen ist. Dann kommt es ins Hauptarchiv, den Bereich unseres Hirns, in dem wir all die wirklich schlimmen Dinge lagern, die wir getan haben. Einmal in der Woche holen wir diese Wörter wieder hervor, um zu sehen, ob sich irgendetwas an ihnen geändert hat.

Unsere heutige Liste lautet: **EHHWBPK:**

**E**INGANG: *Als Mum und ich mit meiner Truhe durch den Haupteingang von Wimborne gingen, haben wir ein anderes Mädchen gestreift. Wird dieses Mädchen jetzt denken, dass wir pervers sind und bewusst versucht haben, sie zu berühren?*

**H**ÄNDE: *War meine Hand schwitzig, als ich meine neue Hausmutter in der Eingangshalle begrüßt habe? Und wenn ja, wird sie mich jetzt abstoßend finden?*

**H**ALLO: *Als wir Alice getroffen haben, haben wir »hallo« gesagt, und sie hat mit »hey« geantwortet. Ist »hallo« falsch, um jemanden zu begrüßen? Hält sie uns jetzt vielleicht für seltsam?*

**W**EINEN: *Hält uns jetzt jemand für ein lächerliches Baby, weil Mum geweint hat?*

**BLUSE:** *Mum hat sich die Tränen an ihrer Bluse abgewischt. Halten die anderen uns jetzt für eklig und denken, man hätte uns erzogen, unsere Gesichtsausflüsse an unserer Kleidung abzuwischen?*

**PO:** *Nachdem Mum gegangen war, haben wir uns mit Alice über ihre Lieblingsbands unterhalten, und sie hat sich umgedreht, um etwas aus der Schublade unter ihrem Bett zu holen. Aber sie hat sich so schnell umgedreht, dass wir nicht wegschauen konnten, und unser Blick hat ihren Po für einen Augenblick gestreift. Wenn sie das gesehen hat, wird sie jetzt denken, wir sind pervers?*

**KNURREN:** *Unser Magen hat geknurrt, als wir alle im Zimmer gesessen und geredet haben. Hat das jemand gehört? Und wenn ja, denken sie jetzt, wir sind ekelhaft, weil unser Körper ein abstoßendes Geräusch gemacht hat?*

**EHHWBPK.**
**EHHWBPK.**
**EHHWBPK.**

Wir sitzen auf unserem Bett und versuchen rasch unsere Gedanken zu sortieren. Das wird ein paar Minuten dauern. Zum Glück sitzen Alice, Ellie und Soo-jin auch auf ihren Betten und unterhalten sich über Ellies alte Schule.

Mit dem richtigen Maß an Kopfnicken und Lächeln an den richtigen Stellen (hoffentlich) können wir so tun, als würden wir dem Gespräch folgen, während wir uns durch **EHHWBPK** arbeiten.

Bevor wir die Wörter wiederholen, müssen wir die Bewegungen machen. Damals, als wir Dad versprochen haben, im Tausch gegen ein Haustier mit dem Zappeln aufzuhören, haben wir gelernt, unsere Bewegungen heimlich zu machen. Auch jetzt machen wir sie so unauffällig wie möglich. Wir sind ihm dankbar dafür, denn wir möchten nicht durch irgendein seltsames Rumgezappel auffallen.

Wir tippen neunmal mit den Füßen auf den Boden, drehen sie nach links und nach rechts, ziehen unsere Ärmel auf jeder Seite runter und schieben die Haare hinter die Ohren.

Wir wiederholen:

*Tippen, Eindrehen, Ärmel, Haare.*
*Tippen, Eindrehen, Ärmel, Haare.*
*Tippen, Eindrehen, Ärmel, Haare.*

*Ärmel* erinnert uns daran, den Stoff unseres Oberteils so weit wie möglich nach unten zu ziehen, dass es unsere Hände verbirgt; die sind immer ganz rosa, wie die Wangen eines Clowns, weil wir sie so oft waschen. »Du siehst aus, als würdest du Handschuhe tragen«, hat Ella einmal gesagt, »oder als hättest du die Hände in einen Kessel mit kochendem Wasser gehalten«.

Es ist am besten, sie zu verbergen.

*Eindrehen.* Vor ein paar Jahren haben wir uns mal den Knöchel verstaucht. Er ist nie wieder richtig verheilt, und manchmal knickt er einfach weg. Dann sehen wir aus wie ein Freak, der nicht mal richtig laufen kann. *Eindrehen* war so lange ein rotes Wort, dass wir ihm einen besonderen Status gegeben haben. Wieso wir uns dazu zwingen, eine peinliche Bewegung immer wieder zu machen? Keine Ahnung.

Wo *Tippen* und *Haare* herkommen? Keine Ahnung.

Nachdem wir die Bewegungen gemacht haben, wiederholen wir dreimal alle Wörter auf der Liste. Es muss schnell gemacht werden und rhythmisch, als würden wir sie laut von einer Einkaufsliste ablesen. Wenn sich der Rhythmus zwischen den Wörtern nicht richtig anfühlt oder wir uns nicht sofort an ein Wort erinnern können, müssen wir noch einmal von vorn anfangen.

**EINGANG, HÄNDE, HALLO, WEINEN, BLUSE, PO, KNURREN.**
**EINGANG, HÄNDE, HALLO, WEINEN, BLUSE, PO, KNURREN.**
**EINGANG, HÄNDE, HALLO, WEINEN, BLUSE, PO, KNURREN.**

Dann betrachten wir die Wörter einzeln:

EINGANG: *Das Mädchen zu streifen war eindeutig Zufall. Wahrscheinlich hat sie es nicht einmal bemerkt. Und außerdem hätte es auch sie sein können, die uns gestreift hat.*

HÄNDE: *Wir haben unsere Hand seitdem neunmal an unser Gesicht gehalten, um sie zu überprüfen, und wir können bestätigen, dass sie trocken ist und somit kein Grund besteht, sich wegen des Händeschüttelns Sorgen zu machen.*

HALLO: *»Hallo« zu sagen ist eindeutig falsch und uncool. Das ist nicht zu vergessen.*

WEINEN: *Mum hat geweint, und das war peinlich. Kein Zweifel, dass mich jetzt wahrscheinlich jeder für ein Mamakind hält.*

BLUSE: *Vermutlich ist den anderen gar nicht aufgefallen, dass Mum sich die Tränen an ihrer Bluse abgewischt hat. Und da wir selbst so etwas nie tun, können wir mit der Zeit beweisen, dass wir nicht eklig sind.*

PO: *Alice hat in die andere Richtung geschaut; sie kann also gar nicht bemerkt haben, dass ich auf ihren Po geguckt habe. Und die anderen haben sich unterhalten und es vermutlich auch nicht gesehen.*

**K**NURREN: *Jeder Magen knurrt mal, und es ist sehr unwahrscheinlich, dass die anderen es gehört haben, denn alle haben laut geredet.*

Im Kopf färben wir die einzelnen Handlungen, je nachdem, ob sie nun okay sind oder immer noch schlimm. **H**ALLO und **W**EINEN sind immer noch rot und müssen also mit in den nächsten Tag genommen werden.

Bevor wir das Ritual abschließen können, müssen wir noch einmal unsere drei Mottos wiederholen:

*Am Ende ist alles erledigt.*
*Wut schmerzt nur den, der sie fühlt.*
*Wenn man nette Freunde haben möchte, muss man auch nett zu ihnen sein.*

Diese Mottos bringen uns durch den Tag. Das erste versichert uns, dass wir irgendwann durch unsere Rituale genug gelernt haben werden, um sie nicht länger zu brauchen. Zwei und drei sind ebenso wichtig, denn ohne sie würden wir inakzeptable Gefühle zeigen wie Verärgerung oder Wut. Wir haben Angst, dass wir gemein oder gewalttätig werden könnten. Schließlich wiederholen wir noch einmal:

*Tippen, Eindrehen, Ärmel, Haare.*
*Tippen, Eindrehen, Ärmel, Haare.*
*Tippen, Eindrehen, Ärmel, Haare.*

Und dann befinden wir uns in dem Zustand, den wir Blank Slate nennen, unbeschriebenes Blatt, und in dem wir einem klaren Kopf am nächsten kommen – bevor wir wieder etwas Böses tun. Blank Slate kann nur zehn Sekunden anhalten oder ein paar Minuten. Leider befinden wir uns nur einen Bruchteil des Tages in diesem Zustand, aber wenn wir dort ankommen, ist es ein euphorisches Gefühl. Erleichterung pulsiert durch unsere Adern, während wir uns wieder an der Unterhaltung beteiligen, vorsichtig, Schritt für Schritt, damit niemand merkt, dass wir überhaupt weg waren.

# 8
# Hambledon

An den Wochenenden hängen wir Mädchen aus demselben Jahrgang in unserem Wohnheim im Gemeinschaftsraum rum und schauen DVDs, Dokumentationen und Wiederholungen von *Hollyoaks*.

Wir bauen uns ein »Boot«, indem wir die beiden Sofas zusammenschieben und alle weichen Kissen in die Mitte werfen. Es gibt eine Tür zur Küche, und jede übernimmt mal den »Toast-Dienst«, sodass wir immer etwas zu knabbern haben. Wir versuchen, möglichst um den Toast-Dienst herumzukommen, denn wir sehen, wie der unsichtbare Schmutz von unseren Fingerspitzen zornig in die weichen weißen Brotscheiben sickert: Kolibakterien, Salmonellen, Listerien. Am Anfang des Trimesters haben wir einmal für alle Toast geschmiert, und am nächsten Tag war Ellie krank. Mehr muss man dazu wohl nicht sagen.

Etwa einmal am Tag machen alle zusammen Popcorn. Wir versuchen uns aus der Küche zu schleichen, wenn die Mikrowelle an ist, denn Mum hat einmal gesagt, man sollte nicht direkt neben einer Mikrowelle stehen, für den Fall, dass die Strahlen ausbrechen und einem die Organe frittieren. Die meisten Mädchen in unserem Jahrgang haben schon ihre Periode, und wir fragen uns immer wieder, ob wir unsere wohl noch nicht bekommen haben, weil wir in der Vergangenheit unsere Eierstöcke frittiert haben. Mum hat sich immer geweigert, eine Mikrowelle zu kaufen, nur zur Sicherheit, aber Grandma hatte eine, also ist es möglich, dass die Strahlen uns getroffen haben, als wir noch jung waren. Aber egal, wie es passiert ist, man sollte es nicht noch verschlimmern.

Normalerweise gibt es einen Machtkampf darum, was wir uns ansehen. Alice mag gruselige Horrorfilme und Filme über Flugzeugabstürze, bei denen die Menschen ihre Babys umklammern und schreien, aber sie würde sich auch auf eine Doku über Serienkiller einlassen. Ellie würde lieber alte Disneyfilme ansehen. Der Rest von uns liegt irgendwo dazwischen. Wir mögen die Sendungen über Serienkiller, weil es eine Erleichterung ist, zu sehen, dass es da draußen Menschen gibt, die noch böser sind als wir.

Unsere Fehler nachzuhalten, ist zu einer Vollzeitbeschäftigung geworden. Die meisten Wörter generieren wir im Umgang mit anderen Menschen, zum Beispiel während der Mahlzeiten oder wenn wir alle in unseren Zimmern rumhängen. Zu diesen Zeiten ist es so anstrengend, sich all das zu merken, was falsch gelaufen ist, dass keine Zeit bleibt, die Liste selbst abzuarbeiten. In ruhigeren Momenten, bei der Schulversammlung, bei den Hausaufgaben oder während wir so tun, als würden wir lesen, haben wir die Möglichkeit, innezuhalten und die Daten, die wir über den Tag gesammelt haben, noch einmal zu betrachten. Das ist die *Pause*. Konsequenterweise müsste es eigentlich die reinste Erholung sein, vor dem Fernseher zu hocken. Es wird nicht viel geredet, und wir haben genug Zeit, um alles noch einmal durchzugehen. Doch nichts an diesen Ritualen ist angenehm. Es ist, als würde man sich zwingen, dieselben Matheaufgaben wieder und wieder zu lösen, und dabei jedes Mal auf ein anderes Ergebnis kommen, obwohl man Mathe hasst und es keinen vernünftigen Grund gibt, sich jede freie Minute damit zu beschäftigen.

Sie sagt, diese Listen zu führen wird uns mit der Zeit perfekt machen, aber das ist ein kleiner Trost. Jeder Tag fühlt sich an wie eine unerbittliche Plackerei, um Wörter zu generieren,

Buchstaben aufzuhäufen, Handlungen zu analysieren – und am Ende bleibt nichts als Hoffnungslosigkeit und Erschöpfung.

Jeden Wochentag um 7.00 Uhr schrillt in Wimborne der Wecker. Wir drehen uns auf die andere Seite, wollen die Augen nicht öffnen, denn dann dauert es nur fünf Minuten, bis Buchstaben durch unseren Kopf wirbeln und tanzen.

Wir schwingen die Beine über die Bettkante, greifen hinunter in die obere Schublade und ziehen eine Unterhose heraus, bevor wir nach der Schuluniform auf dem Stuhl greifen. Und sofort beginnen wir, Handlungen aufzulisten:

STARREN: *Als wir uns aufgesetzt haben, hat unser Blick Soo-jin gestreift, die im BH auf ihrem Bett saß. Wird sie jetzt allen erzählen, dass Lily pervers ist?*

UNTER DER BETTDECKE: *Die anderen ziehen sich ganz offen und für alle sichtbar an, aber wir ziehen es vor, unseren Schlafanzug unter der Bettdecke aus- und uns auch unter der Bettdecke anzuziehen, sodass niemand unseren Körper sehen kann. Als wir die Unterhose hochgezogen haben, haben wir aus Versehen eine komische Bewegung gemacht. Was, wenn jemand nun denkt, wir hätten masturbiert?*

NACH OBEN GREIFEN, UM EIN BUCH ZU NEHMEN: *Wir sind vom Bett aufgestanden und haben nach oben gegriffen, um unser Mathebuch vom Regal zu holen. Dabei ist unser Rock hinten ein wenig hochgerutscht. Was, wenn die anderen dachten, wir würden sie anmachen und Lust verspüren, wenn wir uns vor ihnen entblößen?*

MATHEHAUSAUFGABEN: *Soo-jin hat gefragt, ob wir die Hausaufgaben gemacht haben. Wir waren noch ein wenig verschlafen und haben gefragt: »Welche Hausaufgaben?« Das war idiotisch, denn Mathe ist das einzige Fach, das wir zusammen haben.*

Nachdem wir die Schuluniform angezogen haben, putzen wir uns gemeinsam mit Alice die Zähne.

ATEM: *Alice hat gesagt: »Komm doch mit zum Zähneputzen«, und so sind wir über den Flur zu den Waschräumen gegangen. Sie hat uns etwas gefragt, und wir haben uns zu ihr umgedreht, um zu antworten. Was, wenn unser Mund gestunken hat, weil wir uns noch nicht die Zähne geputzt hatten?*

TRAUM: *Alice hat uns erzählt, dass sie letzte Nacht von einem Zug geträumt hat, der in ihrem Kopf rumgefahren ist und Leute umgemäht hat. Sie hat uns ganz erwartungsvoll angesehen, und wir fürchten, dass wir nicht so viel Sorge und Mitgefühl ausgedrückt haben, wie sie erwartet hatte.*

SPIEGEL: *Alice ist mit uns in eine Waschkabine gegangen. Wir haben aus Versehen in den Spiegel geschaut, was wir unbedingt vermeiden müssen, wenn andere Menschen dabei sind. Wird sie uns jetzt für eitel halten?*

Um 7.15 Uhr klingelt es erneut, und ganz Wimborne marschiert hinunter in den Gemeinschaftsraum zur Morgenandacht. Zahlreiche Vergehen werden begangen.

QUIETSCHEN: *Mrs Hart hat uns aufgerufen. Wir wollten ganz normal »Ja« sagen, aber es kam ganz quietschig heraus, und jetzt werden alle denken, dass wir eine schreckliche, dumme Stimme haben.*

BLICKKONTAKT: *Wir hatten aus Versehen Blickkontakt mit einer Wimborne-Schülerin aus dem ersten Jahr. Wird sie jetzt denken, wir wollten sie anmachen?*

Die weiteren Vergehen lassen sich unter den folgenden Stichworten zusammenfassen:

**F**LÜSTERN
**SCH**MUTZIG
**E**LLBOGEN
**L**ÄCHELN
**S**AFTSPENDER
**C**ROISSANT FALLEN LASSEN
**L**ANGSAM ESSEN
**D**ANKE
**D**REI
**B**EINE BERÜHRT
**N**EBEN NAOMI GESESSEN

Bei der Andacht dauert es etwa zehn Minuten, bis der Saal voll ist. Dann marschiert der Kaplan auf die Bühne, um uns zu sagen, dass Jesus auf die Erde gekommen ist, um uns zu erlösen. Dabei bietet er uns die erste *Pause* des Tages. Zeit, sich den bisherigen Listeneinträgen zu widmen.

Wir wiederholen sie dreimal:

**STUNMATSQBFSCHELSCLDDBN.**
**STUNMATSQBFSCHELSCLDDBN.**
**STUNMATSQBFSCHELSCLDDBN.**

Während der Kaplan redet, kommen uns noch ein paar weitere Buchstaben in den Sinn, und wir hängen sie hintendran.

Etwa drei bis zehn Buchstaben generieren wir in der Regel auf dem Weg zum Unterricht. Auch wenn man in den Stunden nicht so viel kommuniziert wie im alltäglichen Leben, so bedarf es doch der Interaktion. Wenn die Lehrerin redet, können wir so tun, als würden wir zuhören, während wir tatsächlich

Stichwörter analysieren, aber manchmal werden wir dabei von etwas so Lästigem wie einem Arbeitsblatt unterbrochen. Unterrichtsstunden sind also nur halbe Pausen.

Ganze Pausen haben wir auf der Toilette, beim Duschen und, ganz wichtig, vor dem Einschlafen. Ganze Pausen werden dazu genutzt, alle Wörter zu analysieren, die sich im Laufe des Tages angesammelt haben, wobei die Tiefe dieser Analyse an den zur Verfügung stehenden Zeitrahmen angepasst werden kann. Eine Toiletten-Analyse muss schnell sein (sonst könnte jemand denken, wir hätten eine gigantische Wurst gemacht, und das würde so viele Buchstaben generieren, dass allein schon der Gedanke nicht auszuhalten wäre). Unter der Dusche haben wir ein wenig mehr Zeit, sagen wir zwanzig Minuten, aber wir können uns erst auf die Analyse konzentrieren, nachdem wir uns dreimal komplett gewaschen haben oder neunmal, falls wir uns noch nicht sauber genug fühlen. Wir gehen die Liste durch, bis jemand an die Tür hämmert und ruft, dass wir uns beeilen sollen. Die Pause vor dem Einschlafen liefert einen unbegrenzten Zeitrahmen.

Am Ende eines Tages ergeben sich in aller Regel zwischen hundert und dreihundertfünfzig Buchstaben.

Bevor wir einschlafen, muss die Liste des Tages analysiert sein, einschließlich aller roten Buchstaben der vorangegangenen Tage. Wir liegen im Bett und unterteilen die Listeneinträge erneut in rote und grüne, entscheiden, was definitiv grün ist und entsorgt werden kann und was so ernst ist, dass wir es mit in den nächsten Tag nehmen müssen. Dieser Prozess dauert bis zu vier Stunden.

Ein Weihnachtsbaum erscheint in der Eingangshalle von Wimborne, und unsere Hausmutter sitzt daneben und tippt etwas in ihren Blackberry. Als sie aufblickt, sieht sie Georgia und uns draußen auf der Matte den Schnee von unseren Schuhen klopfen.

»Hey, ihr seid die Ersten«, ruft sie. »Ihr dürft den Baum schmücken. Ich muss noch ein paar Dinge erledigen.« Mit dem Fuß schiebt sie einen Karton voll Lametta und Christbaumkugeln in unsere Richtung und verschwindet den Korridor hinunter.

Wir gehorchen freudestrahlend, entwirren die Lichterketten und wickeln sie ein paarmal um den Baum herum, bevor wir uns den roten und goldfarbenen Plastikkugeln widmen. Es dauert etwa zwanzig Minuten. Schließlich hebt Georgia uns auf ihre Schultern, und wir stecken den Stern auf die Spitze des Baumes.

Alice kommt vom Matheunterricht zurück, zupft den Rest Lametta aus dem Karton und nimmt es mit hoch in unser Zimmer. Wir folgen ihr.

*An ihren Fersen wie ein Hund*, schnaubt Sie. *Wie krank.*

Wir schreiben **A**NHÄNGLICH auf die Liste.

Oben im Zimmer haben Ellie und Soo-jin schon Lichterketten an die Gardinen gehängt. Wir vier setzen uns mitten in unserer funkelnden Grotte auf den Boden und schneiden Schneeflocken aus Bögen von Schmierpapier. Aus den Lautsprechern dröhnt in Dauerschleife *I Kissed a Girl*.

Die anderen drei lästern über die Lehrer. Es dauert einen Augenblick, bis wir merken, dass sie uns ansehen. »Und?«, fragt Ellie. »Hast du keinen Lehrer, den du nicht ausstehen kannst?«

Wir haben still vor uns hin geschnitten, während wir unsere Liste durchgegangen sind, aber nun ist Interaktion gefordert, was bedeutet, dass wir anschließend wieder ganz von vorne beginnen müssen, und das wiederum nervt und versetzt uns in Panik. Frust prickelt über unsere Haut. Doch zugleich ist es ein gutes Gefühl, zu wissen, dass es Menschen in unserer Nähe gibt, die verhindern, dass wir uns vollständig in Luft auflösen.

Denn das ist es, was meine Freundin am schlimmsten daran findet, in einem Vierbettzimmer zu wohnen: Unsere Liste wird unterbrochen. Und was ich am besten daran finde: Unsere Liste wird unterbrochen.

Ein paar Monate später, im Biologieunterricht, als die Sonne grell durch die Fenster hinter dem Whiteboard scheint und Georgia neben uns mit ihrem Geodreieck Muster auf ihr Arbeitsblatt malt, erfahren wir eine schockierende Wahrheit.

Wir sind ein Junge.

Wir können einfach nicht glauben, dass es uns nicht schon früher klar geworden ist.

Wir erfahren es, als Mrs Nelson sagt, dass wir nicht aussehen, als würden wir uns wirklich konzentrieren, und uns bittet, laut aus dem Biologiebuch vorzulesen. Uns fehlen noch genau zwei Buchstaben, um das Ritual zu beenden, mit dem wir seit Beginn der Stunde beschäftigt sind. Wir möchten laut schreien. Wir möchten ihr das Buch entgegenschleudern und ihr sagen, dass sie uns gerade eine halbe Stunde unseres Lebens gekostet hat, die wir nie zurückbekommen werden. Aber wir tun es nicht, denn Wut schmerzt nur den, der sie fühlt. Stattdessen setzen wir uns gerade hin, streichen die Seite glatt und lesen laut und sorgfältig:

> Als Jan ihre Chromosomen im Biologieunterricht unter dem Mikroskop betrachtete, fiel ihr etwas Ungewöhnliches auf. Statt zwei X-Chromosomen wie ein normales Mädchen, hatte sie ein X- und ein Y-Chromosom. Schockiert und verwirrt ging Jan zum Arzt, der ihr erklärte, dass sie aufgrund einer genetischen Mutation männliches Erbgut in sich trage, was erklärte, wieso sie, obwohl sie schon sechzehn war, nie ihre Periode bekommen hatte.
>
> Obwohl Jan ihr ganzes Leben lang geglaubt hatte, so zu sein wie die anderen Mädchen, weil sie eine Vagina hatte, besaß sie keine Eierstöcke. Stattdessen hatte sie innenliegende Hoden. Auch

wenn Jan niemals in der Lage sein wird, Kinder zu bekommen, ist sie seit Kurzem mit Tom zusammen. Tom kennt ihre Situation und unterstützt Jan. Mit der Hilfe von Medikamenten wird Jan voraussichtlich ein relativ normales Leben führen können.

Jetzt wissen wir es. Wir sind wie Jan. Das erklärt alles. In all der Zeit, in der wir uns Sorgen gemacht haben, die Mikrowellenstrahlen hätten uns für immer unfruchtbar gemacht und verhindert, dass wir unsere Periode bekommen, haben wir in die falsche Richtung gedacht. Wir haben nicht einmal Eierstöcke. Wir sind eindeutig ein Hermaphrodit. Das erklärt auch, warum wir so viele Haare auf den Armen und Beinen haben, und warum wir weder Brüste noch einen Po haben, sondern den Körperbau eines Jungen.

Wir beißen uns fest auf die Lippen, um nicht zu schreien, denn niemand wird jemals einen Jungen heiraten wollen, der wie ein Mädchen denkt.

# 9
# Wettrennen mit den Wörtern

Nach dem Biounterricht bringen Georgia und ich unsere Hefte und Bücher nach Wimborne, ziehen uns Sportsachen an und machen uns auf den Weg zum Upper Ock.

Das Upper Ock ist ein riesiges Sportfeld auf dem Schulgelände, aber es ist so weit weg von den Schulgebäuden (wir müssen durch den Rosengarten, um dorthin zu kommen), dass es sich anfühlt, als wären wir gar nicht mehr in der Schule. Jeden Tag nach dem Unterricht laufen Georgia und ich stundenlang um die Vierhundert-Meter-Bahn, die mit weißer Farbe auf das Gras gemalt ist.

Georgia tut es, weil sie 2012 für Großbritannien an den Olympischen Spielen teilnehmen will. Ich tue es, weil Laufen mein Gegengift ist.

Ich richte meinen Körper an der Startlinie aus und fülle mich mit Luft.

Georgia vollführt eine ganze Reihe an Aufwärmübungen, weil ihr Trainer sagt, dass man sonst nicht richtig trainieren kann. Sie hat versucht, mich zu überreden, die Übungen mit ihr gemeinsam zu machen.

Georgia versteht nicht, dass ich nicht trainiere.

Sie lebt in der Zukunft – hört Laufen und Goldmedaille im selben Satz, stellt sich vor, wie sie Ehrenrunden um das Stadion läuft und auf Podien steigt, wahrscheinlich zu ihrer Lieblingsmusik. Das ist ihr Ziel, und darauf läuft sie zu.

Mein Ziel ist weit weniger heroisch und existiert allein in der Gegenwart. Tatsächlich weiß ich nicht mal, ob es wirklich als Ziel zählt. Ich versuche nicht, eine persönliche Bestleistung zu erreichen, ich versuche, meiner Freundin davonzulaufen.

Tatsächlich wäre es leichter, wenn ich nicht ganz so fit wäre.

Als ich vor ein paar Monaten anfing, mit Georgia zu laufen, dröhnte mir der Puls in den Schläfen, Hitze stieg mir bis in den Haaransatz, und die kalte Luft benetzte meine Lungen mit einem blutig metallenen Geschmack. Das körperliche Unbehagen allein machte es beinahe unmöglich, sich auf irgendwelche Listen zu konzentrieren. Doch je fitter ich wurde, desto länger dauerte es, mein Ziel zu erreichen, denn mittlerweile brauche ich sehr viel länger, um auf den Level körperlicher Schmerzen zu kommen, der notwendig ist, um mich abzulenken. Anfangs verordnete ich mir drei Runden pro Abend, und das genügte, um meinen Kopf auszuschalten.

Als meine Toleranzgrenze sich verschob, steigerte ich mich auf sechs, neun, fünfzehn …

Achtzehn, einundzwanzig, vierundzwanzig …

Mittlerweile bin ich bei zweiundvierzig Runden, das sind 16,8 Kilometer. Georgia sagt, ich werde mich noch verletzen. Sie versteht nicht, dass es mir egal ist.

Eins, zwei, drei – mein Körper spannt sich, ich stoße mich mit dem hinteren Fuß ab und katapultiere mich in den Schnellvorlauf.

Meine Freundin flüstert:

*TKNDAKTOSKLSKEAIJLPRD.*

*Jetzt nicht*, sage ich.

Sie sagt:

*TKNDAKTOSKLSKEAIJLPRD.*

Ich konzentriere mich auf die Strecke, betrachte die Grashalme, die mit harter weißer Farbe überzogen sind, und muss an einhunderttausend winzige Gipsverbände denken.

Einhunderttausend? Das kann nicht stimmen. Es müssen mehr sein. Jede Linie ist vermutlich etwa zehn Zentimeter breit und auf jeden Fall vierhundert Meter (vierzigtausend Zentimeter) lang. Es gibt acht Bahnen, was bedeutet, dass man neun Linien braucht, um sie zu markieren. Ich brauche also bloß die Grashalme in einem 1 × 10-Zentimeter-Stück zu zählen, die Zahl erst mit vierzigtausend und dann mit neun zu multiplizieren, und dann weiß ich, wie viele Mini-Gipsverbände es wirklich sind …

*TKNDAKTOSKLSKEAIJLPRD.*

Ihre Stimme ist beharrlich, schmeichelnd, schwer zu ignorieren. Nur ein intensiver Schmerzlevel in meinem Körper kann sie verstummen lassen, also gebe ich Gas. Die Kühe auf der benachbarten Weide mampfen desinteressiert ihr Gras und glotzen über den Zaun. Das Konzept, immer wieder im Kreis zu laufen, muss einer Kuh bizarr vorkommen. Kühe! Das ist einfacher als Grashalme: Wie viele Kühe stehen da auf der Wiese? Eins, zwei, drei, vier – muss schneller rennen, los, los, los! – fünf, sechs, sieben, acht …

*TKNDAKTOSKLSKEAIJLPRD!!!*

Diesmal hat Sie es geschrien – Sie ist eine Furie, ein verwöhntes Kind, das mich ganz für sich haben will, das an meinen Shorts zieht, während ich versuche, an ihr vorbeizulaufen und … oh! Ich werde wieder nachgeben.

Sie lässt sich nicht von Grashalmen oder Kühen ablenken.

Okay, okay, sage ich und beginne, mit ihr die Buchstaben

durchzugehen. Sie übernimmt die Führung, schiebt die einzelnen Buchstaben effizient nach Rot und Grün wie Kartenstapel, sagt, wenn etwas okay ist, schimpft, wenn es nicht okay ist, und schickt mich ins scharlachrote Reich. Wir sind bei **A** …

*Habe ich im Biounterricht* **A**UFGEWÜHLT *gewirkt, nachdem ich den Text laut vorgelesen habe? Hat es jemand bemerkt und unser Geheimnis erraten?*

… als ich versuche, sie auszutricksen.

In dem Teil meines Hirns, der ihr am nächsten ist, tue ich so, als würde ich glücklich und zufrieden mit ihr die nächsten Buchstaben **K**, **T** und **O** abarbeiten, aber weiter vorne, näher an meiner Stirn, dem Teil, aus dem ich sie manchmal ausschließen kann, beschließe ich, nach dreißig Sekunden noch einmal das Tempo anzuziehen. Es ist eine schleichende Steigerung, so sanft, dass sie es nicht bemerken wird, so hoffe ich, bis es zu spät ist. Ich atme gleichmäßig weiter und gebe Gas.

Als ich an Georgia vorbeikomme, ruft sie: »Du fliegst ja förmlich!«

Meine Freundin merkt, dass sie allmählich stummgeschaltet wird, und schreit gequält auf.

Aber es ist zu spät.

Sie wird es mir später heimzahlen, aber das hier ist jetzt meine Zeit. »Ich weiß!«, rufe ich grinsend, stähle meinen Blick und beschleunige. Irgendeine Toxizität sickert in meine Beinmuskeln. In Bio haben wir gelernt, dass es sich dabei um Milchsäure handelt, die sich während der anaeroben Atmung in den Muskeln anreichert, wenn man nicht genug Sauerstoff an die Stellen im Körper transportieren kann, die ihn benötigen. Allgemein wird dieser Zustand negativ betrachtet, aber ich nutze ihn wie Raketentreibstoff.

Die restlichen Buchstaben fliegen mir zu den Ohren hinaus, flattern unter meinem Top und meinen Shorts nach unten und landen in meinen Socken, bevor sie aus ihnen hinauspurzeln und sich hinter meinen Schuhen in bunten Bändern auflösen. Ich stelle mir meine Freundin aus meinem Kopf vor mir auf der Rennstrecke vor und – ich weiß, dass es böse ist – ramme sie um wie ein Auto. Eine fremde Kraft, die im Grunde nur ich selbst sein kann, greift nach meinem Brustkorb und beginnt, meine Rippen nach innen zu drücken – gleich werde ich keine Puste mehr haben, na gut, tu das Schlimmste und …

Dieser Rausch. Der Rausch des weiten Feldes, über das ich viele Meilen weit sehen kann: die anderen Felder hinter dem Zaun, die sich in unbewirtschaftete Wiesen verwandeln, und der Wald, der kleiner und kleiner wird, die winzigen Gärten, die sich in der Ferne schlängeln, als hätte man sie aus den Ländereien eines Prinzessinnen-Puppenhauses entnommen. Der Rausch, zu wissen, dass der Besitzer dieses Feldes es nie so gut kennen wird wie ich, was bedeutet, dass in einer Welt jenseits der Zeit, wo Geld keine Rolle spielt und sich niemand für Grundbesitz interessiert, all das mir gehören wird.

Georgia schiebt sich neben mich und fordert mich zu einem Rennen heraus. Ich weiß nicht, warum ich mitmache. Ich verliere jedes Mal. Vermutlich tue ich es, weil ich weiß, dass sie diesen Rausch braucht, jemanden geschlagen zu haben, so wie ich den Rausch brauche, den Buchstaben zu entfliehen. Auf den ersten zweihundert Metern sind wir gleich schnell, und ich warte auf den Moment, in dem sie an mir vorbeizieht, wie sie es immer tut. Er scheint nicht zu kommen. Nach dreihundert Metern merke ich, dass ich ihr ein paar Schritte voraus bin, und ich laufe allein gegen den Wind, jeder Schritt lässt mich auf immer größeren Federn nach vorn schnellen und trägt mich, dicht gefolgt von Georgia, die nur wenige Sekunden hinter mir ist, über die Ziellinie.

Sie beugt sich nach vorn, die Hände auf den Knien. Ihr

schlecht gefärbtes blondes Haar, das mittlerweile rötlich schimmert, hängt wie Weinranken auf die Spitzen der grünen und weißen Grashalme hinab. »Ich bin einfach nicht mitgekommen!«, keucht sie.

»Entschuldige«, antworte ich instinktiv.

»Wofür in aller Welt solltest du dich entschuldigen?«, sagt sie lachend und klopft mir auf den Rücken.

Man sollte mich hier begraben, an diesem Ort, wo ich renne, bis mein Herz getrennt von allen anderen Geräuschen schlägt, isoliert wie eine Trommel, herausgenommen aus all der grässlichen Musik, die ich nie spielen wollte.

# 10
# Stolpern

18.30 Uhr. Essenssaal. Wir sind Zeugen der Parade der psychischen Störungen: magersüchtige Mädchen, die mit ihren redundanten Gabeln das Essen auf ihren Tellern hin und her schieben und, wenn die Hausmutter nicht hinsieht, ein noch volles Tablett wegbringen; Mädchen mit einer sozialen Phobie, die allein an einem Tisch für dreißig sitzen oder gehemmt hinter ihrem selbstgeschnittenen Pony hervorlugen; ein fettsüchtiges Mädchen, dem man auch den zweiten Flügel der Doppeltüren öffnet und das unter den Wärmelampen des Buffets schwitzt und sich aufregt, als man ihm einen Nachschlag verweigert.

Wir sitzen bei unseren Freundinnen. Sie reden über Zac Efron und Vanessa Hudgens; ihre Stimmen werden von den Tellern, Gläsern und Tischen um uns herum gebrochen – ein dröhnender Surround-Sound. Wir stellen uns vor, dass wir mit Eierkartons ausstaffiert sind wie das Kinderzimmer eines zukünftigen Rockstars, mit einem Loch für unsere Nase. Wenn die Stimmen gedämpft wären, wären sie dann leichter zu ertragen?

Es hilft nicht, dass wir nicht essen können – nicht auf unseren Teller blicken können –, ohne uns all die Dinge vorzustellen, die jemals darauf gelegen haben: ein Schwarm gestampfter Kartoffeln, Vinaigrette, Bolognese, Bratensoße und Makkaroni mit Käse. Sechshundert Menschen essen hier in diesem Saal, dreimal am Tag. Unvorstellbar, dass unser Teller nicht schon einmal von jemandem mit schlechter Körperhygiene benutzt wurde.

Wie zuverlässig ist der Geschirrspüler in der Küche?

Wie viele Menschen haben schon an diesem Löffel gelutscht?

Haben diese Menschen schon mal jemandem einen Blowjob gegeben? Und wenn ja, wem? Und haben sie sich am Morgen die Zähne geputzt?

Der Teller ist randvoll mit nassem Schweinefleisch, Bohnen und Speichel.

Wir schütteln den Kopf. Es ist bloß ein Teller.

*Glänzend, weiß, nur marginal bedeckt.*
*Glänzend, weiß, nur marginal bedeckt.*
*Glänzend, weiß, nur marginal …*

Es hilft nichts. Der Teller ist schmutzig, todbringend, schon zu oft benutzt. Irgendwie stehen wir auf und nehmen unser Tablett.

»Alles in Ordnung?«, fragt Georgia, und ihr Gesicht ist eine wahre Landkarte der Besorgnis. Wir nicken stumm und eilen zur Tablettrückgabe. Der Geruch von halb gegessenem Essen und gebrauchter Spucke lässt uns würgen. Wir versuchen nicht zu atmen, aber die Schlange der Mädchen, die den Frauen auf der anderen Seite der Theke ihre Tabletts anreichen, ist zu lang, und innerlich hüpfen wir ungeduldig auf und ab. Gleich müssen wir Luft holen.

Wir stehen mit unserem Tablett an der Rückgabetheke. Sie steht auf der anderen Seite, mit einer Schürze um den Bauch und blauen Latex-Handschuhen an den Händen, und kratzt Essenssäfte in die Abfalltonne. Ihre Handschuhe sind voll davon – rote Beete, Hühnchen, Ketchup, Mayonnaise bis zu den Armen.

*Sie sieht aus, als hätte sie gerade ein Kind auf die Welt geholt.*

Ein Scheppern. Zerspringendes Glas, klirrendes Besteck. Unser Tablett liegt auf dem Boden, unsere Hände sind wie ein Seestern gespreizt. Für einen Moment sind wir wie erstarrt.

Stille. Köpfe werden gedreht. Dann Applaus. Die typische Internat-Reaktion. Wir sollten es einfach weglachen, einen Wischmopp holen, Handfeger und Kehrblech, irgendwas – zu spät.

Wir rennen aus dem Saal. Die Doppeltüren schwingen hinter uns auf und zu, als wir in den dunklen Abend hinauslaufen.

Endlich Ferien. Wir fahren für eine Woche nach Hause, und Ella, die zweieinhalb Jahre ohne unsere nächtlichen Kontrollen überlebt hat, steht grinsend in der Haustür, als wir mit Mum im Auto vorfahren.

Wir drei setzen uns in die Küche und erzählen uns über großen Bechern mit süßem Tee alle Neuigkeiten. Ella berichtet uns von den Ereignissen in ihrer Schule – sie spielt die Hauptrolle im anstehenden Schultheaterstück –, der neuen Clique, mit der sie mittlerweile abhängt, der Erdkundelehrerin, die sie nicht leiden kann. Insgesamt scheinen die Dinge also gut zu laufen.

Bis wir auf den Gedanken stoßen, der alles verändert. Ungebeten und ganz und gar finster kommt er auf dem Rücken schlimmer Nachrichten angeritten. Als Ella nach oben geht, um für ihre Rolle zu lernen, berichtet Mum uns, dass ihre beste Freundin Gemma Krebs hat und die Ärzte sagen, dass sie vermutlich sterben wird.

Folgendes sagen wir laut: »Oh nein. Das ist ja schrecklich. Es tut mir so leid, Mum. Du musst furchtbar traurig sein … Aber Gemma ist so voller Leben. Sie hat mehr Energie und Kraft als jeder andere Mensch, den ich kenne. Wenn jemand es schaffen kann, dann sie.«

Doch in unserem Kopf höre ich:

*Ich will, dass Gemma stirbt.*

Dieser Gedanke lässt unsere Welt erstarren, lässt uns erzittern, erwartet von uns anzuerkennen, dass nichts mehr so sein wird wie zuvor.

*Ich möchte, dass Gemma stirbt.*
*Ich möchte, dass Gemma stirbt.*

»Alles in Ordnung, Schatz?«, fragt Mum. »Ich weiß, ich weiß. Es ist schrecklich. Mir geht es genauso.«

*Ich möchte, dass Gemma stirbt.*

Der Gedanke springt von einem Winkel unseres Hirns in den anderen, wie ein frecher Teenager, der schon zu alt ist, um in einer Hüpfburg herumzutoben, sich aber weigert, sie zu verlassen. Der andere Gedanke, dem zufolge das nicht richtig ist, wirkt so, als müsste der Besitzer der Hüpfburg stolpernd und fluchend hineinklettern, um den Übeltäter eigenhändig zu entfernen. Der Teenager ruft: »Fang mich doch, wenn du kannst, du alter Sack, fang mich doch!«

Es hätte witzig sein können, wenn es nicht so schrecklich gewesen wäre.

*Wieso ist das gerade passiert?*, frage ich meine Freundin. *Und wieso ist es mein Gedanke und nicht deiner? Wie ist es dir gelungen, dich da rauszuziehen?*

Sie antwortet: *Ich weiß es nicht.*

*Was kann ich nur tun?*, frage ich.

Sie zuckt die Achseln.

*Ich hätte nie gedacht, dass du so böse bist*, sagt Sie und klingt ratlos.

Am liebsten würden wir Mum fragen, warum das geschieht, aber das können wir nicht. Sie liebt Gemma. Sie wird uns für eine Mörderin halten, und dann wird sie sich daran erinnern, was mit unserem Cousin Tom passiert ist. Wie könnte sie jemals mit sich selbst leben, wenn sie wüsste, dass ihre eigene Tochter so böse ist?

Sie könnte es nicht.

Ein paar Tage später kommt Gemma auf eine Tasse Tee zu Mum.

Normalerweise freuen wir uns, Gemma zu sehen, aber diesmal ist es die reinste Tortur.

Der böse Gedanke dröhnt durch unseren Kopf und schwillt zu gigantischen Ausmaßen an. Aus Versehen haben wir ihn mit Dingen wie Stiften, Heizungen und Turnschuhen in Verbindung gebracht, sodass er nun jedes Mal, wenn wir etwas davon sehen, wieder zurückkehrt. Wir haben all unsere Stifte und Turnschuhe versteckt, damit sie den Gedanken nicht wieder wachrufen – aber wir können nicht die Heizkörper von der Wand reißen. Wir versuchen, an etwas anderes zu denken, aber es funktioniert nicht.

*Ich möchte, dass sie stirbt.*
*Ich möchte, dass sie stirbt.*

Wir entschuldigen uns, verlassen das Zimmer und laufen, immer zwei Stufen auf einmal nehmend, die Treppe rauf in unser Badezimmer. Dort kauern wir uns zusammen und schaukeln vor und zurück. Normalerweise helfen uns die kalten Fliesen, um uns besser zu fühlen, aber nicht heute.

Wir hören Mum Gemma fragen, wie es ihr geht. Ihre Stimmen schweben die Treppe hinauf.

Es sind die Stimmen von ehrlichen, gutherzigen Menschen. Die Stimmen von Menschen, die sich fundamental von uns unterscheiden.

# 11
# Das Büro für besondere pädagogische Bedürfnisse

Irgendwann heben die GCSE-Prüfungen ihre hässlichen Fratzen, und wir schaffen es nicht, die Aufgaben in der vorgegebenen Zeit zu lösen. Die Buchstaben blinken auf und müssen bearbeitet werden, bevor wir überhaupt daran denken können, auszurechnen, wie viele von ihren 243 Kuchen Ahmed und Brian beim Kuchenverkauf noch übrig haben, wenn sie in der ersten Stunde dreiundzwanzig Prozent verkaufen. Bei den Übungsblättern haben wir etwa ein Drittel der Aufgaben bearbeitet, als alle anderen bereits fertig sind.

Aber wenn wir nicht alle bearbeiten, werden wir durchfallen und vermutlich unser Stipendium verlieren. Wir haben etwas von einem zusätzlichen Zeitkontingent für Schüler mit Lernschwierigkeiten gehört. Man muss sich an das Special Needs Department, das Büro für besondere pädagogische Bedürfnisse, wenden, und dort wird dann festgestellt, ob man sich dafür qualifiziert.

Wir stellen einen Antrag. Zwei Wochen später kommt eine korpulente Frau mit kurzen braunen Haaren in einem babyblauen Kostüm, um uns zu testen. Sie leckt sich auf diese eklige Art den Finger, wie alte Leute es tun, um die einzelnen Seiten des Tests umzublättern.

Sie stellt uns unzählige Fragen über Kreise, Puzzle und Muster und misst, wie lange wir brauchen, um zu antworten. Wir beantworten all ihre Fragen so langsam wie möglich. Nach einer Stunde verschwindet sie in ein kleines Zimmerchen, um ihre Notizen noch einmal durchzugehen. Wir warten am Tisch auf sie und bemühen uns, all die Lügen, die wir erzählt haben, um überhaupt so weit zu kommen, nicht ganz so rot leuchten zu lassen.

*Wir mussten es tun, sonst würden wir die Schule und unsere Eltern enttäuschen, wenn wir durch die Prüfungen fallen.*

*Wir mussten es tun, denn wenn wir durch die Prüfungen fallen, werden alle denken, dass wir dumm sind.*

*Wir mussten es tun, weil die Listen der Mittelpunkt unserer Existenz sind, und das hier ist die einzige Möglichkeit, sie zu schützen und trotzdem die Prüfungen zu bestehen.*

Die Frau im blauen Kostüm kehrt zurück, tätschelt uns den Arm und lächelt, als wollte sie uns erklären, dass wir an einer unheilbaren Krankheit sterben werden.

*Niemand wird darunter leiden, wenn wir etwas mehr Zeit für die Prüfungen bekommen. Das ist eine sichere Unwahrheit.*

Sie informiert uns, dass wir eine »langsame Denkerin« sind. Wir bekommen hundert Prozent des zusätzlichen Zeitkontingents und Extrastunden zum Üben. Mitgefühl trieft aus ihren Worten wie Honig. Sie versteht, dass wir akademisch sehr stark sind, doch diese Probleme werden uns ausbremsen, wenn sie nicht angegangen werden. Wir lächeln und bemühen uns, so zu tun, als seien wir beruhigt von ihren Versicherungen, dass wir nun alles haben, was wir benötigen, um die Prüfungen erfolgreich zu überstehen, und dass es sehr mutig von uns war, um Hilfe zu bitten.

In den folgenden Wochen erhalten wir Extrastunden im Büro für besondere pädagogische Bedürfnisse. Mrs Hall, die

Lehrerin, ist füllig und sieht aus wie ein Maulwurf. Sie ist ein durch und durch lieber Mensch. Wir glauben, dass sie diese ganze Langsame-Denkerin-Diagnose durchschaut, denn statt sich darauf zu konzentrieren, unsere »Argumentationsfähigkeit zu stärken«, wie ihr aufgetragen wurde, fragt sie uns schon in der dritten Stunde nach unseren Heftern und Notizen aus dem Unterricht. Wir gestehen ihr, dass wir nicht viel abheften oder mitschreiben.

Sie fragt uns, ob es daran liegt, dass wir im Unterricht mit den Gedanken woanders sind. Wir haben nicht den Mut, sie anzulügen, auch wenn es bedeutet, dass man uns das Zeitkontingent vielleicht wieder wegnimmt. Wir geben es zu, ja, wir denken an andere Dinge. Zum Glück fragt sie nicht, an welche Dinge, sondern bittet uns, jedes Mal die Unterlagen aus einem anderen Fach mitzubringen.

Mrs Hall bringt uns jede Woche eine Schachtel Celebrations mit. Sie verteilt sie auf dem Tisch und sagt uns, wir dürfen so viele essen, wie wir wollen, denn wir brauchen ein wenig Speck auf den Rippen. Also futtern sie und ich uns durch die Schachtel, und sie erzählt von ihrem Sohn Michael und ihren drei Hunden.

Wir arbeiten uns durch die Notizen, die wir tatsächlich mitgeschrieben haben, und Hunderte von Arbeitsblättern und Hand-outs, die wir unter unser Bett gestopft haben, weil wir keine Zeit hatten, sie zu sortieren und abzuheften. Wie in einem effizienten Wirbelsturm gleiten die Blätter durch ihre pummeligen Hände und in Plastikhefter und Themenabschnitte. Sie hat etwas an sich, das uns eine gewisse Ruhe gibt. Am Ende des Trimesters ist alles beschriftet, unterteilt und am richtigen Ort. Falls jemand nachsehen würde, gäbe es keinerlei Anzeichen dafür, dass wir nicht die perfekte Schülerin sind.

Der Morgen der Chemie-Prüfung ist eine einzige Buchstabenlawine. An stressigen Tagen werden mehr Fehler begangen und müssen archiviert werden. Ich frage mich, ob wir Buchstaben nur deshalb generieren, weil wir nervöser sind als sonst, und nicht, weil es einem inneren Sinn und Zweck dient. Sie kreischt: *NEIN! NEIN!*

*Das ist lächerlich. Und der Zusammenhang ist falsch: Die Wörter sind für sich allein wertvoll und entstammen echten Fehlern und nichts sonst.*

Ich habe sie noch nie zuvor ängstlich erlebt, aber irgendetwas an meinem Vorschlag hat sie erzittern lassen. Ich habe eine Schwachstelle an ihr entdeckt, von der ich nicht wusste, dass sie existiert. Wieso?

Heute ist ganz Wimborne vereint. Wir frühstücken zeitig und sitzen schweigend da, löffeln jede für sich unsere Frühstücksflocken. Bücher liegen auf den Tischen, und jede versucht, zwischen den einzelnen Bissen noch einen letzten Rest über Ionenbindung in sich hineinzubüffeln.

Man weiß nicht, was in den Köpfen der anderen vorgeht, aber Ellie weint. Wir selbst haben vierundsiebzig Buchstaben auf unserer Liste. Es ist 8.10 Uhr, und die Prüfung beginnt um 9.00 Uhr. Keine Zeit für einen letzten Blick ins Lehrbuch. Verzweifelt versuchen wir, uns durch unsere Liste zu arbeiten, ohne noch einen weiteren Fehler zu machen.

Um 8.45 Uhr gehen wir hinüber in die Turnhalle. Alice fährt jede an, die erklärt, dass sie garantiert durchfallen wird, sie soll die Klappe halten, denn schließlich wissen alle, dass sie die Einzige ist, die hier durchfallen wird.

Die Türen zur Turnhalle öffnen sich um 8.55 Uhr. Der gesamte Jahrgang schiebt sich hinein, die Sohlen von Hunderten Schuhen quieken auf dem Boden, und Stühle quietschen, als sie unter den Tischen hervorgezogen werden. »Du wirst es großartig machen!«, hatte Mum mir am Morgen geschrieben. »Du hast so hart gearbeitet. Du hast es verdient, mit fliegenden Fahnen zu bestehen!«

Während der Osterferien haben wir tatsächlich zehn Stunden am Tag oben in unserem Zimmer am Schreibtisch gesessen, der mit Büchern und Notizblöcken übersät war, und Mum hat uns kleine Snacks auf Untertellerchen und Becher mit frischem Tee gebracht. Wir aber haben die Zeit für eine ausgedehnte *Pause* genutzt und sind all die schlimmen Dinge noch einmal durchgegangen, die wir in Hambledon getan hatten, wobei wir uns ganz besonders auf die Wörter konzentrierten, die so rot waren, dass sie es bis ins Hauptarchiv geschafft hatten. Und das alles gemischt mit einer Revision all der täglichen Fehler, die es während der Ferien auf unsere Liste geschafft hatten.

Insgesamt hatte sich die Zeit, die wir mit Lernen verbrachten, also in Grenzen gehalten.

Es ist 8.56 Uhr, als wir uns an unseren Platz setzen. Dank angestrengter Konzentration und so wenig Vor-Prüfungs-Geplauder wie möglich haben wir es geschafft, sechsundfünfzig der mittlerweile einhundertzwei Buchstaben auf unserer Liste abzuarbeiten. Wenn die Prüfung pünktlich anfängt, bleiben uns noch vier Minuten für den Rest.

Bei Nummer siebenundfünfzig stecken wir fest. Es gibt einfach keine Möglichkeit, es zu entschuldigen.

EITEL: *Als wir vor dem Frühstück mit Naomi und Trish auf die anderen gewartet haben, haben wir uns ganz fest darauf konzentriert, unsere Wörter durchzugehen, als Trish sagte: »Hör auf, dich im Spiegel anzustarren, du eitle Diva.« Uns wurde bewusst, dass wir zwei Minuten lang mit leerem Blick in den Spiegel gestarrt haben, während wir mit unserer Liste beschäftigt waren. Eitel zu sein ist schrecklich. Wir sagten:*

*»Ich starre mich nicht an«, aber es war zu spät. Trish denkt, dass wir selbstverliebt sind, und wird es vermutlich allen erzählen.*

Um 9.01 Uhr hören wir die Aufsicht sagen: »Ihr könnt nun anfangen.«

Aber natürlich können wir nicht anfangen.

Wir fangen nicht vor 9.41 Uhr an, weil es so lange dauert, alles zu sortieren. Offiziell endet die Prüfung um 10.30 Uhr, und zu diesem Zeitpunkt quietschen die Stühle erneut, als die meisten Schülerinnen die Halle verlassen. Draußen vor der Tür hören wir den ansteigenden Lärm der Nach-Prüfungs-Unterhaltungen, die erfolglos durch ein lautes »SCHSCHHHH, die Prüfung ist noch nicht für alle vorbei!« der Aufsicht unterdrückt werden sollen.

Eine leere – oder in diesem Fall fast leere – Halle (neun von uns sind noch übrig), die dafür gedacht war, viele Menschen zu beherbergen, hat nichts Beruhigendes an sich. Es fühlt sich an wie ein Theater nach der Aufführung, wenn alle hinausgegangen sind und all das Adrenalin verdampft ist, weil es nicht länger gebraucht wird. In der Turnhalle ist es still, abgesehen von einem leisen Rascheln der Seiten – die anderen lesen ihre Antworten ein letztes Mal durch. Das einzige konstante Geräusch ist das unseres Stiftes auf dem Papier; wir schreiben wie rasend, sodass es uns nicht wundern würde, wenn die Spuren all dessen, was wir geschrieben haben, am Ende, wenn man uns die Prüfungsbögen abnimmt, auch auf dem Tisch zu sehen wären. In dieser letzten halben Stunde gelingt es uns zu unserer Erleichterung, alle Aufgaben zu beantworten und das Wort **GEEK** auf unsere Liste zu setzen, womit wir uns auf die mögliche Meinung all derer beziehen, die uns wie eine Wilde auf die Prüfungsbögen kritzeln sahen.

Anschließend verlassen wir die Halle gemeinsam mit Alice, die ebenfalls das zusätzliche Zeitkontingent erhalten hat.

»Wie ist es gelaufen?«, fragen wir vorsichtig.

»Beschissen«, antwortet sie und nimmt einen Schluck aus ihrer Wasserflasche. »Wieso hast du überhaupt mehr Zeit bekommen? Das ist so unfair, denn du bist echt schlau.«

»Ich bin eine langsame Denkerin.«

»Was soll das überhaupt heißen? Das klingt total erfunden.«

Was soll man dagegen sagen?

*Dreckige lügende Schwindlerin.*
*Dreckige lügende Schwindlerin.*
*Dreckige lügende Schwindlerin.*

Die übrigen Prüfungen verlaufen auf ähnlich unbehagliche Art und Weise, doch trotz meiner Maulerei wäre ich froh, wenn es ewig so weitergehen könnte. Das Ende der GSCE-Prüfungen wird auch das Ende dieser Phase in meiner Schülerinnenexistenz sein. Meine Tage in der Mittelstufe sind vorbei, und wir werden Wimborne verlassen und nach Austen umziehen, einen hässlichen Fertigbau-Bungalow am Rand des Schulgeländes, der aussieht, als ersetzte er etwas, das im Krieg zerstört wurde, nur dass er das nicht tut.

Jede Oberstufenschülerin bekommt ein eigenes Zimmer, damit sie für die Abschlussprüfungen lernen kann. Was bedeutet, dass niemand uns von der Monotonie der Buchstaben ablenken wird.

Sie wird die langen Abende und Nächte genießen, die wir ganz für uns haben, um unsere gesammelten Daten zu analysieren. Sie wird sagen, dass es nun, wo wir unser eigenes Zimmer haben, am besten wäre, andere Menschen ganz zu meiden, denn unser schändliches Verhalten generiert nur immer mehr Buchstaben und mehr Rituale.

Sie steht in den Startlöchern, um die Führung zu übernehmen, und es gibt nichts, was ich dagegen tun könnte.

# 12
# Nach Hause

Um aus dem Internat nach Hause geschickt zu werden, muss man krank sein. Weinen reicht nicht. Im Bett liegen auch nicht.

Wir sorgen dafür, dass unser Hals ganz rau und kratzig wird, und übergeben uns ein paarmal. Wir springen im Zimmer herum und drücken uns eine Wärmflasche auf die Stirn, bis unsere Körpertemperatur über achtunddreißig Grad steigt.

»Du meine Güte, du glühst ja«, sagt die Hausmutter und schnalzt mit der Zunge. Und dann, kurz darauf: »Deine Mutter hat gerade angerufen.« Sie zupft das feuchte Tuch auf unserer Stirn zurecht und streicht die Bettdecke glatt. »Sie ist auf dem Weg hierher, um dich abzuholen.«

Mum schafft es in weniger als zwei Stunden. Sie sammelt uns ein, wirft unsere Tasche in den Kofferraum, und schon kurven wir schweigend über die Landstraße.

Und dann kommt es – *kawumm* – einhundert Millionen Scherben – explodierende Nebel aus Wörtern und Wörtern und Wörtern –

»Was zur Hölle ist eigentlich los mit dir?«

Wir fahren durch ein tiefes Loch in der Straße, und der Wagen hält einen Augenblick inne. Das Radio, von dem wir bislang gar nicht realisiert hatten, dass es lief, schweigt kurz und dudelt dann weiter, wie eine von diesen nervigen Puppen mit dem Gewicht im Po, damit sie nicht umfallen.

»Ich weiß nicht. Können wir was zu essen holen?«

»Ja.«

Wir halten an der nächsten Tankstelle.

»Willst du aussteigen?«

Wir schütteln den Kopf.

»Nun, was willst du denn haben?«

Während sie weg ist, hält ein weißer Lieferwagen mit ein paar Männern an. Sie glotzen zu uns rüber, als wäre da niemand in unserem Kopf, um es zu bemerken. Wir haben Angst, dass wir von ihnen schwanger werden könnten, als Strafe dafür, dass wir sie glotzen lassen, statt aus dem Wagen zu steigen und sie anzuschreien, um den Feminismus zu verteidigen, also zeigen wir ihnen den Mittelfinger. Sie hupen.

Wir sitzen im Wagen und zittern in unserem Parka. Mum erscheint in der Tür der Tankstelle und rennt über den Asphalt und durch den Regen, der durch die Scheinwerfer der Autos in der Dunkelheit neongrell leuchtet. Eine Hand schützend über dem Kopf, schlängelt sie sich zwischen den Zapfsäulen hindurch. In der Tüte, die sie mir reicht, sind Kekse und Himbeeren.

»Danke.«

Wir essen schweigend und horchen auf das Knistern der Verpackung auf unserem Schoß und das Stampfen von Kiefer und Schläfen.

Es ist keine besonders feierliche Heimkehr. Mum lässt uns ein Bad ein und sieht zu, wie wir in der Wanne sitzen, bis das Wasser kalt ist. Wir kauern uns über unsere stummeligen Beine und beleidigen Mum mit unserer Schamhaftigkeit. Sie bringt uns ein abgegriffenes, altes Handtuch und wendet den Blick ab, als wir aufstehen und der Schaum von uns abtropft, während wir darauf warten, wie ein Baby in das Handtuch gewickelt zu werden.

Am nächsten Morgen gehen wir zum Kräuterdoktor in unserer Stadt. Er heißt Monty und wird, wie man uns sagt, in der homöopathischen Gemeinschaft sehr geschätzt. Mum liebt sein Geschäft und begegnet ihm mit einem Respekt, der einem Hirnchirurgen angestanden hätte.

Sie erklärt ihm, dass es uns nicht gut geht. Es ist uns peinlich, aber Mum sagt: »Das ist schon okay, wir können diesem Mann vertrauen, er weiß, wie man Leuten wie dir helfen kann, sich wieder besser zu fühlen. Er möchte dir nur ein paar Fragen stellen.«

»Hast du Biologie in der Schule, Lily? Verstehst du, wie wichtig es ist, einen gesunden Mineraliengehalt im Blut zu wahren, Lily?« Er hat einen breiten südafrikanischen Akzent. Wir wünschten, er würde aufhören, unseren Namen zu sagen, als würde er uns kennen.

»Ich hatte Bio in der Schule, aber ich habe es für die Abschlussprüfungen abgewählt.«

»Seit wann genau bist du krank?«

»Ich weiß nicht genau, ich …«

»Fieber?«

»Entschuldigung, wie bitte?«

»Schüttelfrost? Kalter Schweiß? Wachst du in der Nacht schweißgebadet auf, ziehst alles aus, weil dir so heiß ist, und liegst eine Viertelstunde später zitternd da und suchst nach deinen Socken?«

»Geht das nicht allen so?«

»Wie fühlst du dich jetzt gerade?«

»Müde.«

»Wie ist dein Stuhl?«

Schweigen.

»Ich habe einen Hocker in meinem Zimmer. Keine Ahnung?«

Das ist offensichtlich die falsche Antwort. Die Leute im Laden lachen. Er gibt uns ein paar Hippie-Pillen aus altmodischen braunen Gläsern mit goldenen Deckeln. Sie werden unseren Energiehaushalt wieder ins Gleichgewicht bringen, sodass wir uns besser fühlen.

Meine Mutter bedankt sich und scheucht mich zurück zum Auto. Als wir uns noch einmal umdrehen, sehen wir, wie er im Fenster steht und eine Art buddhistische Verbeugung zum Abschied macht.

Am Dienstag fährt Mum mit uns zum Arzt, der unseren Blutdruck misst und uns eine Überweisung zur Überprüfung meiner Eisen- und Schilddrüsenhormonwerte schreibt. Mit einer langen Liste an Dingen, die die Labortechniker in meinem Körper suchen sollen, melden wir uns bei der entsprechenden Stelle.

Dort sticht uns eine ungarische Krankenschwester mit Igelschnitt ein paarmal in den Arm und versucht eine Vene zu finden, während uns ein tatteriger alter Greis mit schlabbrigen Lippen und Spucke am Kinn durch den Spalt in der Gardine lüstern anglotzt. Die Krankenschwester klatscht uns einen Aufkleber, auf dem steht, wie mutig wir waren, und für den wir schon zu alt sind, auf den Pulli. Tatsächlich sind wir mittlerweile sechzehn. Wenn sie das gewusst hätte, hätte sie uns den Sticker dann wieder abgenommen? Sie sagt, falls wir nichts hören, sollen wir in ein paar Tagen mal anrufen und nachfragen.

Die nächsten Tage verbringen wir im Bett und liegen so still wie möglich, weil es so einfacher ist, nichts falsch zu machen. Am Freitag ruft der Arzt an, um uns mitzuteilen, dass alle Werte in unserem Körper in Ordnung sind.

»Die Eisenwerte sind ein wenig niedrig. Du kannst ein Zusatzpräparat einnehmen, wenn du willst, aber es würde vermutlich keinen großen Unterschied machen. Das musst du selbst entscheiden. Am besten, du sprichst mal mit deiner Mutter darüber.«

Auch die Schule ruft an. »Wann wird Lily zurückkommen?« Mum erzählt irgendwas von Sonntagabend und dass jeder manchmal einfach eine Pause braucht. Dann legt sie auf und kommt rauf, um es uns zu sagen, und wir huschen von der Tür, an die wir unser Ohr gepresst haben, um zu lauschen, zurück ins Bett. Wir tun so, als würden wir schlafen. Unser Herz schlägt schnell, es rast förmlich vor Schwindel.

**SCH**LAF VORGETÄUSCHT: *Wir haben so getan, als würden wir schlafen, aber das ist entschuldbar. Wir mussten verhindern, mit Mum reden zu müssen, bevor wir die Fassung zurückgewonnen hatten.*

Der Sonntag kommt viel zu schnell. Schon sitzen wir wieder im Auto auf dem Weg zurück ins Internat, lassen London hinter uns, fliehen vor den Laternenmasten, übergeben Licht und Verkehr im Tausch gegen Hecken und Mond.

»Du musst noch einmal zur Schulärztin«, erklärt unser Hausvater ein paar Stunden nachdem Mum wieder gefahren ist.

Mr Ellingham ist erst seit ein paar Wochen unser Hausvater, aber wir wissen, dass er uns im Kopf bereits als mental potenziell problematische Schülerin abgespeichert hat. Vermutlich liegt es zum Teil daran, dass er uns gleich während der ersten Woche in Austen dabei erwischt hat, wie wir mitten in der Nacht den Abfall durchwühlt haben wie ein reiches Mädchen, das die Obdachlose mimt.

Wir haben es nur deshalb getan, weil wir Sorge hatten, unter Umständen einen Zettel mit höchst belastenden Informationen weggeworfen zu haben, ohne uns tatsächlich an den Akt des Wegwerfens erinnern zu können. Wir wurden von dem Drang beherrscht, im Abfalleimer nachzusehen, um sicherzugehen, dass wir es nicht weggeworfen hatten, damit niemand diese Informationen würde verwenden können, um unser Leben zu zerstören.

Nur dass Mr Ellingham das nicht wusste. Er stand schockiert und mit weit aufgerissenen Augen da, als hätte seine Ausbildung ihn nicht auf solche Situationen vorbereitet. Wir waren auch geschockt, ließen die Bananenschale zwischen Daumen und Zeigefinger fallen und verbargen blitzschnell die Hände hinter dem Rücken in der Hoffnung, dass er unsere Latexhandschuhe nicht sehen würde. Wir stotterten, dass wir etwas verloren hätten, aber er nahm es uns ganz offensichtlich nicht ab.

»Ich bin nicht krank«, antworten wir.

»Du hast eine ganze Woche lang den Unterricht versäumt. In meinem Buch zählt das als krank …«

»Ich war müde …«

»Ich habe dich am Dienstag für 16.00 Uhr eingetragen.«

»Ich will aber nicht dahin.«

»Niemand schreibt dir ein Rezept, niemand sagt, dass es was Ernstes ist. Du hast eine Woche lang den Unterricht versäumt, und nun musst du für einen dreißigminütigen Termin zur Schulärztin. In meinem Buch ist das ein geringer Preis dafür, findest du nicht?«

In Mr Ellinghams Buch stehen eine ganze Menge reichlich blöder Dinge.

Es ist Dienstag, 16.37 Uhr. Zwei Mädchen aus dem Jahrgang unter mir sind bereits reingegangen: eine mit einem verknacksten Knöchel, die andere mit Bauchweh.

Sie sagt:

*Egal was du machst, kein Wort über mich.*

»Ich hoffe, das ist okay für dich«, ruft Tess, die Schulkrankenschwester flüsternd durch das Wartezimmer. »Wir müssen bloß sehen, dass die wirklich Kranken zuerst versorgt werden.«

Wir warten seit einer Stunde.

Meine Freundin sagt: *Wen interessiert's?*

Ich sage: *Mich.*

Wir blättern von hinten nach vorne durch die Juliausgaben von *Teen Vogue* und *Glamour*. Uns gegenüber werben Broschüren in einem Regal für die beste Behandlung von diversen Leiden wie in einer richtigen Arztpraxis und nicht in diesem Privatschulimitat einer solchen.

»Lol. Ich hab nix von dem da«, sagt ein pickeliges Mädchen mit großen Brüsten aus dem Jahr über mir und zeigt auf die Broschüren über Safer Sex und Hautkrebs. »Soll ich mich jetzt freuen oder heulen, Mann?« Sie sieht ihre Freundin an und wartet auf eine Reaktion zu ihrem Scherz.

»Beides«, erklärt die Freundin. »Bist halt echt geil drauf und hast dein Leben noch vor dir. Voll normal, Mann.«

Wieso bestehen die Kinder reicher Leute darauf, so zu reden? Es macht uns wütend.

Wir schauen aus dem Fenster und arbeiten weiter an unseren Listen.

»Du kannst jetzt reingehen!«, ruft Tess.

Dr. Ford schielt ein wenig und trägt unmodische Jeans, aber sie hat etwas Befreiendes an sich.

Und so erzähle ich es ihr. Ich erzähle ihr von meinem Geheimnis. Aber nicht alles.

Sie kreischt:

*Halt mich da raus.*
*Halt mich da raus.*
*Halt mich da RAUS!*

Und so erzähle ich Dr. Ford nichts von uns. Ich sage nur, dass ich Listen mit Dingen mache, Tag und Nacht, und nicht damit aufhören kann.

Ich rede nicht lange, vielleicht fünfundvierzig Sekunden, gerade lange genug, um die Grundlagen zu erläutern. Dr. Ford hört schweigend zu und nickt ermutigend. Als ich geendet habe, blickt sie mich ein paar Sekunden lang erwartungsvoll an, als warte sie auf mehr. Worauf wartet sie? Sie schiebt eine Schachtel mit Taschentüchern zu mir herüber.

Oh, das.

»Ich bin nicht so nah am Wasser gebaut«, sage ich.

Dr. Ford erklärt mir, dass ich möglicherweise eine psychische Störung habe. (»Weil ich nicht geweint habe?« – »Nein, wegen dem, was du erzählt hast, bevor du nicht geweint hast.«) Und dann erzählt sie mir von einer anderen Patientin, die die ganze Nacht wach bleiben und stricken musste, weil sie glaubte, sonst würde etwas Schreckliches passieren. Das klingt nicht ganz nach dem, was ich habe, aber ich nicke, weil ich nicht unhöflich sein will. Sie sagt, ich muss zu einem Spezialisten.

Dr. Ford schickt uns zu Dr. Finch, der wir nun zum ersten Mal begegnen werden.

Meiner Freundin gefällt die Idee von Dr. Finch überhaupt nicht.

Dr. Finch arbeitet in einer Klinik etwa eine halbe Stunde vom Internat entfernt, und Mum kommt extra aus London nach Kent, um uns dort hinzufahren.

Wir rasen über sich windende Straßen, während die Sonne durch die Hecken blitzt und funkelt.

Sie ist unruhig. Sie zappelt herum wie ein kleines Kind, das man in ein kratziges Spitzenkleidchen gesteckt hat.

Wir biegen nach links in die Einfahrt der

– PSYCHIATRISCHEN KLINIK.

# 13
# Doktor, Doktor

Eine Frau schwingt sich um den Türrahmen des Wartezimmers. Sie trägt einen langen Rock und hat bauschiges erdbeerblondes Haar. »Lily?« Es klingt, als wäre unser Name selbst schon eine Frage. »Lily?«

Ich möchte sie dafür hassen, aber ich tue es nicht. Vielleicht ist sie so intelligent, dass sie keine ganzen Sätze sagen muss, wenn sie sich mit jemandem unterhält. Immerhin ist sie Ärztin. Und eine Frau. Es ist nicht leicht, beides zu sein. Die Leute sagen, heutzutage ist es einfacher geworden, aber die Wahrheit ist: Es ist immer noch schwierig.

Wir haben immer noch nicht reagiert. Das sollten wir aber wohl. »Lily?«

Mum seufzt entnervt. »Lily ist hier«, sagt sie und gibt uns einen Schubs.

Etwas Seltsames ist geschehen.

Mein Kopf fühlt sich klar und frisch an, als hätte man ihn in einen Eimer mit Eiswasser getaucht und mich am Kragen wieder hinausgezogen – oder wie nach einer Ohrfeige von einem Menschen, vor dem man Respekt hat.

Diese Gedanken, die mich so lange gequält haben, definieren mich nicht.

Die Regeln, denen gefolgt werden muss, damit nichts schiefläuft, könnten gerade das sein, was alles durcheinanderbringt.

»Konnte sie dir helfen?«, fragt Mum zaghaft, während sie in

dem Pub, wo wir nach dem Termin zu einer Lagebesprechung eingekehrt sind, in ihre Rindfleisch-Nieren-Pastete schneidet.

»Ja – teilweise. Ich habe OCD, aber es ist heilbar.«

»Warum hast du mir nie davon erzählt?«

»Keine Ahnung. Ich habe schon mal davon gehört, aber ich habe immer gedacht, dabei geht es darum, seine Bücher immer genau in einer Reihe hinzustellen und nachzusehen, ob die Tür abgeschlossen ist. Ich meine, diese Türsache habe ich auch ein bisschen, aber es ist so weit weg von dem eigentlichen Problem … Ich habe es gar nicht miteinander in Verbindung gebracht.«

Sie drückt meine Hand und beißt sich auf die Lippe.

Zwei Stunden lang gehört mein Kopf mir allein. Keine Listen, kein gar nichts. Es ist seltsam still. Ich stelle mir vor, wie ich mitten in der Nacht auf dem Meer schaukele, in einem kleinen Boot ohne Ziel oder Leitstern.

Meiner Freundin gefällt das nicht.

Glaubt bloß nicht, Sie würde sich kampflos geschlagen geben.

Das wird Sie nicht.

Sie wird mir erklären, dass ich ohne sie nicht zurechtkomme, dass ich verrückte Dinge anstellen werde, dass ich verantwortungslos sein werde, und Sie wird sagen:

*Die Leute werden dich beobachten, aber du wirst dich nicht mehr daran erinnern, wie man lächelt. Wenn du den Mund aufmachst, um zu sagen: »Du hast recht, wir sollten zum Unterricht gehen. Ich hole nur noch schnell mein Federmäppchen«, wirst du stattdessen knurren: »Fick dich, du kleine Schlampe.«*

*Kein Gespräch wird je wieder so sein wie früher, denn ohne meine regulierende Kraft wirst du zu einer Tyrannin. Einer niederträchtigen, selbstbezogenen Wüste von einer Seele. Einer Manipulatorin.*

*Du wirst diejenige sein, wegen der andere Mädchen sich auf der Toilette einschließen und weinen. Diejenige, die die Schwächste im Raum fertigmacht – eine Katze, die die Maus zwischen den Zähnen baumeln lässt, nicht um ihr Überleben zu sichern, sondern aus Spaß …*

Ich hasse Dr. Finch dafür, dass sie mir etwas weggenommen hat, wenn auch nur für begrenzte Zeit.

Es ist 19.35 Uhr. Wir sitzen im Schneidersitz auf unserem Bett und starren an die Wand. Wut steigt in uns auf. Anfangs ist es nur ein Grollen am Horizont, wie Pferde, die in der Ferne über einen Hügel galoppieren, aber es kommt näher, wird größer und größer … die Schwerter kommen in Sicht, glitzern in der tiefstehenden Abendsonne, und die Pferde sehen nicht länger aus wie Spielzeugpferde. Sie sind schon fast lebensgroß und werden immer realer und …

Sie und ich führen eine Unterhaltung:

*Habe ich dich jemals im Stich gelassen?*

*In welcher Hinsicht?*

*Du hast Freunde. Du bist beliebt. Okay, du bist nicht das beliebteste Mädchen in der Schule, aber du bist über dem Durchschnitt. Du hast eine Persönlichkeit. Du hast einen Charakter. Du bist kein leerer Fleck, wie du immer befürchtet hast. Wenn du etwas falsch machst, dann bringen wir es wieder in Ordnung. Also sag mir:*
*Habe ich dich jemals im Stich gelassen?*

*Nein, ja. Nein. Na ja, nicht direkt. Es ist nur … manchmal frage ich mich, ob es wirklich so hart sein muss. Vielleicht, wenn wir nicht immer versuchen würden, uns an* alles *zu erinnern und wieder in Ord-*

*nung zu bringen, vielleicht wäre es dann trotzdem okay? Ich weiß, dass du auf mich aufpasst. Aber die letzten Jahre waren so schmerzhaft. Und ich habe mich gefragt, ob es keinen einfacheren Weg gibt.*

*Das denkst du bloß, weil du mit dieser arroganten Psychiaterin geredet hast, die behauptet, sie kann dafür sorgen, dass du dich besser fühlst. Nun, das kann sie nicht. Sie kennt dich nicht. Nicht so wie ich. Und sie wird dich auch nie so kennen. Überleg doch mal, wie viele Patienten sie jeden Tag hat. Du bist nur eine von vielen kaputten Typen, und sie wird dafür bezahlt, dass sie so tut, als würde sie dich mögen. Was weiß die schon?*
*Bei mir bist du sicherer. Und du solltest ihr besser nichts von mir erzählen. Sonst denkt sie, du bist verrückt, kaputt, wahnsinnig – das ist dein Ticket ins Irrenhaus – einfache Fahrt. Hast du das verstanden? Dann halt gefälligst den Mund.*

Von nun an fährt Mum jede Woche von London her, um uns zu Dr. Finch ins Ticehurst Hospital zu fahren, das von denselben Leuten geführt wird wie die Priory in London. Es kostet sie jedes Mal einen halben Tag, aber sie beschwert sich nicht.

Dr. Finchs erste Aufgabe ist es, uns davon zu überzeugen, dass wir unter OCD leiden. Wir sind nicht überzeugt. Vor allem Sie beschwert sich. Sie sagt:

*OCD ist eine psychische Störung. Eine psychische Störung impliziert etwas Böses. Was wir tun, ist gut. Es ist hilfreich und konstruktiv, und ohne hättest du keine Ahnung, wer du bist oder wie du konsistent sein solltest. Okay, vielleicht ist es ein wenig aus dem Ruder gelaufen. Vielleicht haben wir manchmal Sachen auf die Liste aufgenommen, die nicht hätten aufgenommen werden müssen. Wir haben zu hart gearbeitet, und es war zu viel für dich. Aber das ist so, als würdest du zu viel Zeit im Büro verbringen und hättest das Gefühl, du kannst nicht mehr. Was tust du dann? Du machst langsamer. Arbeitest ein bisschen weniger. Du gibst den Job nicht auf, nein, ganz sicher nicht, wenn es dein Traumjob ist und du die meiste Zeit glücklich und zufrieden bist.*

*Wir können es in Zukunft langsamer angehen.*

*Wir können ein paar Dinge durchgehen lassen.*

*Ich bin mir ziemlich sicher, dass es nicht OCD ist.*

»Okay«, sagt Dr. Finch. »Ich bin mir sicher, dass du OCD, also eine Zwangsstörung, hast. Tatsächlich ist es schon eine ganze Weile her, dass ich jemanden in deinem Alter in einem so fortgeschrittenen Stadium gesehen habe, wie es bei dir der Fall ist. Die meisten Leute denken, es hat etwas damit zu tun, immer alles putzen oder ordentlich ausrichten oder bis ins Detail organisieren zu müssen. Da ist es nicht verwunderlich, dass du nicht glaubst, darunter zu leiden. Lass uns also einen Schritt zurückgehen und uns erst einmal ansehen, was OCD genau ist.

OCD bedeutet *Obsessive Compulsive Disorder.* Menschen mit einer solchen Krankheit leiden unter sogenannten Zwangsgedanken – *obsessions* – oder Zwangshandlungen – *compulsions* –, meist unter beidem. Zwangsgedanken sind wiederkehrende Gedanken und Bilder, die Angst oder Unbehagen verursachen. Du willst sie nicht, aber du kannst nicht verhindern, dass sie dir in den Kopf kommen, und es ist schwer, sich von ihnen zu befreien. In deinem Fall handelt es sich um zwanghafte Gedanken über all die Dinge, von denen du glaubst, dass du sie falsch gemacht hast.

Zwangshandlungen sind die Dinge, die du als Reaktion auf diese Gedanken zwanghaft tust. Du erstellst Listen in deinem Kopf mit allem, was du falsch gemacht hast, und gehst diese Listen dann Wort für Wort durch in dem Versuch, dich besser zu fühlen.

Diese Zwangshandlungen auszuführen bezeichnet man als

Neutralisierung. Man kann es als einen Versuch betrachten, die Zwangsgedanken zu ›löschen‹.«

Allmählich fange ich an, es zu glauben.

Sie hockt in einer Ecke meines Hirns und schmollt.

Uns an das zu erinnern und zu analysieren, was wir falsch gemacht haben, erklärt Dr. Finch, bessert unsere Laune für eine gewisse Zeit. »Das Problem ist: Langfristig führen diese Handlungen nur dazu, dass die Zwangsgedanken häufiger auftreten. Es ist ein Teufelskreis: Je mehr du dich bemühst, deine Ängste zu vermeiden, desto schlimmer werden sie. Ich werde es dir einmal aufzeichnen.«

Sie zeichnet eine Linie, die sich wie eine Schlange auf und ab schlängelt.

»Das passiert, wenn du eine Zwangshandlung vollführst. Deine Angst ist fürs Erste beruhigt, aber schon sehr bald schnellt sie wieder nach oben. Also vollführst du die nächste Handlung, um dich wieder zu beruhigen, aber dann – zack – kommen noch mehr Zwangsgedanken, und sie steigt wieder an. Du verstehst, was gemeint ist.«

Sie zeichnet eine weitere Linie. Zuerst steigt sie höher als die erste Linie, doch dann beginnt sie allmählich abzufallen, bis sie tiefer ist, als der tiefste Punkt der ersten Linie.

»Und das geschieht, wenn du dich einer Zwangshandlung widersetzt. Anfangs wird deine Angst stärker, als sie es gewesen wäre, wenn du die Handlung ausgeführt hättest. Aber dann, mit der Zeit, sinkt sie wieder auf den Ausgangslevel zurück und sogar noch tiefer, als sie nach einer Zwangshandlung sinken würde. Und weil du diesen Handlungen widerstehst, geht sie auch nicht wieder hoch.«

»Sie wollen also damit sagen, wenn ich mich besser fühlen will, soll ich aufhören, mir die Wörter zu merken und sie zu analysieren? Ich soll nicht auf sie reagieren, wenn sie in meinem Kopf aufblitzen?«

»Ja, genau das möchte ich damit sagen.«

Dieser Gedanke ist so überraschend wie eine Kugel, die mich in den Rücken trifft.

»Wie fühlst du dich bei dem Gedanken, Medikamente zu nehmen?«

Sie verschreibt uns Fluoxetin: Fluctin, auch bekannt unter dem Namen Prozac. Wir hatten keine Ahnung, dass Fluctin gegen etwas anderes als Depressionen eingesetzt wird, aber wie sich herausstellt, wird es auch Leuten mit Zwangsstörungen verschrieben. Unsere Dosis wird alle paar Wochen erhöht werden, bis wir am Ende etwa dreimal so viel davon nehmen wie jemand, der unter einer Depression leidet.

Das Fluoxetin wird in die Schule geschickt, und wir holen es uns dann auf der Krankenstation ab. Im Schwesternbüro schürzt Tess die Lippen und sieht uns mit zusammengekniffenen Augen über den Rand ihrer Brille hinweg an, als sie uns die Tabletten aushändigt. Es ist offensichtlich, dass sie uns fragen will: »Was ist los mit dir? Sieh dir doch nur diese wundervolle Schule an, auf die du gehst. Was gibt dir das Recht, so unglücklich zu sein?«

Anfangs spüren wir kaum etwas. Aber nach ein paar Wochen machen die Tabletten uns müde und benommen. Ich werde immer gleichgültiger. Gegenüber meinen Freundinnen, meiner Familie und, entscheidend, meinen Ritualen.

Sie ruft, ich soll mich gefälligst um sie kümmern, aber sie wirkt fern, wie eine Stimme, die von der Kuppe eines bewaldeten Hügels hinunterruft. Ich versuche unsere Rituale beizubehalten, aber mir fehlt die geistige Energie für die übliche Tiefenanalyse.

Unser Gedächtnis scheint ebenfalls beeinträchtigt zu sein. Manchmal verlieren wir Buchstaben, oder wir erinnern uns an die Buchstaben, aber nicht an das dazugehörige Wort. Wir haben angefangen, uns die Buchstaben auf die Haut zu schreiben, damit wir sie nicht vergessen. Sie winden sich um unsere linke Hand und dann unsere Finger hinab, bevor sie wie Spinnen unseren Arm hinaufkriechen.

Sie stampft mit den Füßen. Sie ist gereizt und gemein.

Sie mault:

*Du bringst mich noch um. Nach allem, was ich für dich getan habe. Du vergiftest mich mit diesen kleinen orangefarbenen und grünen Pillen. Du könntest mich einfach erhängen, aber dafür bist du zu feige. Also hast du dich stattdessen für einen langen, langsamen Tod entschieden.*

*Nun gut. Tu, was du willst.*

*Aber ich werde nicht still und leise gehen.*

# 14
# Pillen, Pillen, Pillen

Wie sich herausstellt, ist es ungewöhnlich, eine Freundin zu haben.

»Andererseits«, erklärt Dr. Finch, »sagen manche, dass sie ihre Zwangsstörung wie eine Stimme hören … Es ist schwer zu sagen, wie genau es sich für die einzelnen Betroffenen anfühlt, wenn man nicht wirklich in deren Köpfen steckt. Du leidest ja nun schon sehr lange darunter. Vielleicht war es als Kind einfacher für dich, es dir so zu erklären.«

Sie möchte über meine Obsession sprechen, ein schlechter Mensch zu sein.

»Wir wollen uns etwas ansehen, dass wir einmal Theorie A und Theorie B nennen wollen. Ich werde es für dich aufzeichnen.«

Sie zeichnet zwei Spalten und schreibt Theorie A in die erste, Theorie B in die zweite. Dann schreibt sie unter jede der beiden jeweils einen Satz und reicht uns das Blatt. Ihre Schrift ist schmal und unordentlich.

»Wo würdest du dich einordnen?«, fragt sie.

»Theorie A.«

Theorie A lautet:

*Ich bin ein schlechter Mensch, und ich muss alles daransetzen, all das Schlechte zu protokollieren, das ich tue.*

Theorie B lautet:

*Das Problem ist nicht, dass ich ein schlechter Mensch bin, sondern dass ich übermäßige Angst habe, ein schlechter Mensch zu sein.*

»Gut. Nun, damit es dir besser geht, müssen wir etwas machen, was sich kognitive Verhaltenstherapie nennt. In deinem Fall wäre ein Schlüsselelement die Konfrontation und anschließende Verhinderung der entsprechenden Reaktion, sprich eine Konfrontationstherapie.

Du wirst lernen, deine Zwangsgedanken auszuhalten, ohne in eine Zwangshandlung zu verfallen – sie auf deine Liste zu setzen und zu analysieren, damit sie verschwinden.

Im Laufe der Zeit wird regelmäßiges Training dieses gesunden Verhaltens dafür sorgen, dass du es automatisch machst. Und da deine Zwangshandlungen so viel deiner Zeit einnehmen, wirst du eine konstante Konfrontationstherapie machen.«

Also versuche ich mich so zu verhalten, als wäre Theorie B die richtige. Wenn mein Blick zufällig auf den Körper eines jüngeren Mädchens fällt, versuche ich mich so zu verhalten, als ob das Problem nicht wäre, dass mich jemand für eine Perverse halten könnte, sondern vielmehr, dass ich mir zu viele Sorgen darüber mache, dass mich jemand für eine Perverse halten könnte.

Wenn unser Magen knurrt oder ich uns gedankenverloren an der Nase kratze, versuche ich zu glauben, dass ich nicht ekelhaft bin und alle das wissen, sondern dass ich mir bloß zu viele Gedanken über ganz alltägliche Dinge mache.

Ich versuche Buchstaben in meinem Kopf aufleuchten zu lassen – und nicht auf sie zu reagieren.

TOILETTE: *Wir sind von der Toilette gekommen, und Ellie hat vor der Tür gewartet, um nach uns zu gehen. Wir hatten nur Pipi gemacht, aber plötzlich hatten wir das Gefühl, eine gigantische Kackwurst gelegt zu haben, und sie war über die ganze Toilette verteilt, über die Wände und über den Fußboden. Wir mussten zurückgehen und nachsehen. Aber das konnten wir nicht, denn das hätte seltsam ausgesehen. Wir erstarrten. Ellie sah uns fragend an. Hat diese ganze Szene sonderbar gewirkt? War die Kacke wirklich überall verteilt?*

Ich ignoriere den Buchstaben. Reagiere nicht auf ihn. Kümmere mich nicht …

Und wisst ihr was? Ich kann es nicht. Nichts davon.

Kann nicht und werde auch nicht.

Dr. Finch ist nicht enttäuscht. Ich erkläre ihr, dass es sich vielleicht um fünf Prozent verbessert hat, aber dass ich es hauptsächlich auf die Tabletten schiebe, weil ich nicht besonders erfolgreich darin war, mich gegen die Zwangshandlungen zu wehren.

»Das ist völlig in Ordnung«, sagt sie. »So etwas geht nicht über Nacht. Und fünf Prozent ist ein super Anfang, wenn man bedenkt, dass du erst seit ein paar Wochen zu mir kommst. Ich sehe diese fünf Prozent sehr positiv.«

Sie spottet mit ihrer Babystimme: *Ein super Anfang! Ich sehe das sehr positiv! Du schaffst das! In jedem steckt ein Gewinner! Psychologie ist ja so geil!*

Ich unterdrücke ein Lachen.

Dr. Finch sagt: »Manchmal habe ich das Gefühl, als würden zwei Personen mir gegenüber in diesem Raum sitzen und sich über mich unterhalten, und ich habe nicht den blassesten Schimmer, was sie sagen.«

Dr. Finch gibt mir immer eine Hausaufgabe, und ich muss ihr berichten, wie es gelaufen ist, wenn wir uns das nächste Mal sehen. In dieser Woche soll ich unsere Rituale unterbrechen, immer wieder, bis ich vergessen habe, an welcher Stelle ich gerade war. Was bedeutet, dass ich mich jedes Mal, wenn wir eine Pause haben und mit unserem Ritual beginnen, da rausreißen und anfangen soll, etwas anderes zu machen.

»Deine Rituale setzen voraus, dass du dich isolierst«, erklärt Dr. Finch. »Während der Pausen, in denen du normalerweise zurück auf dein Zimmer gehen, dich aufs Bett legen und dein

Ritual durchführen würdest, mache wirklich eine Pause. Geh in die Mensa, hol dir einen Tee und setz dich zu deinen Freundinnen.

Selbst wenn du nicht aktiv am Gespräch teilnimmst, schon dort zu sitzen verhindert, dass du so viel Zeit allein in deinem Zimmer verbringst. Wenn es Abend ist und du in deinem Zimmer sitzt und deine Rituale durchführst, geh rüber und klopf bei Scarlett. Du hast mir erzählt, wie nah ihr euch steht. Ich bin mir sicher, dass sie dir gerne helfen wird.«

Bisher hat Dr. Finch mir immer nur eine Aufgabe pro Woche gegeben, aber diesmal sind es zwei. Für die zweite sprechen wir darüber, dass immer alles in Dreier-Sequenzen vollzogen werden muss. Hände waschen, Licht an- und ausschalten und Türen abschließen sind nur die sichtbare Spitze eines gigantischen Eisbergs unter der Oberfläche. *Tippen, Eindrehen, Ärmel* und *Haare* sind sichtbar, aber nur für ein geübtes Auge. Der Rest, die rhythmische Wiederholung der Buchstaben, Gedanken und Handlungen … wie sollte jemand das auch nur ahnen?

Dr. Finch fragt mich, bei welchem davon es mir am schwersten fallen würde, es aufzugeben. Ich sage: bei den Gedanken. Nicht dass die anderen einfach wären.

»In Ordnung«, sagt sie. »Wir werden es langsam steigern. Wir beginnen mit dem, was dir am wenigsten Angst macht, und arbeiten uns vor bis zum Schwierigsten. Fangen wir also mit den Bewegungen an. Denn wir müssen etwas mit diesen Händen machen.«

Ich schaue auf meinen Schoß.

Meine Ärmel sind so weit heruntergezogen, wie es nur geht, um meine Hände zu verstecken, aber die Knöchel sind sichtbar. Rot und aufgerissen, schuppig wie der Rücken eines chinesischen Drachen. Rau, schorfig.

Bis auf die Knochen.

Ich denke nicht allzu viel über meine Hände nach. Irgendwo hinten in meinem Kopf registriere ich, dass es wehtut, wenn ich sie bewege oder etwas berühre, als hätte jemand sie über ein Feuer gehalten, aber Sie dreht den Schmerz runter wie ein Dimmerschalter.

Dr. Finch fragt, wie oft ich sie jeden Tag wasche.

»Etwa fünfzigmal.«

»Und jedes Mal, wenn du sie wäschst, tust du es dreimal? Mit drei Portionen Seife?«

»Ja.«

Wann hat das alles angefangen? Wir glauben, es war diese Werbung im Fernsehen für antibakterielle Sprays und Seifen, in der der Schmutz unter ultraviolettem Licht sichtbar wurde und die Bakterien überall lauerten.

*Ich töte 99,99 Prozent aller Bakterien! Kauf mich!*

*Aber was ist mit den übrigen 0,01 Prozent?*, schreien wir.

*Was ist mit den übrigen 0,01 Prozent?*

Oder die Dinge, die Mum und Dad uns erzählt haben – Keime sind schlecht, manchmal kann man sie nicht einmal sehen, Bakterien verbreiten Krankheiten; denkt daran, euch gut die Hände zu waschen. Die Dinge, die alle Eltern sagen.

Die Dinge, die sie gesagt haben, um uns zu schützen. Die Dinge, bei denen ich zulasse, dass Sie sie zu weit treibt.

»In Ordnung. Also, wenn es uns gelingt, dass du sie dir jedes Mal nur noch einmal wäschst, wäre das schon sehr viel weniger. Lass uns eine Konfrontation machen.«

Dr. Finch führt uns ins Badezimmer auf dem Gang. Unter ihrer Anleitung drehen wir das Wasser an und waschen uns einmal die Hände. Das Bewusstsein, dass wir es nicht noch zwei weitere Male tun werden, lässt unser Herz kurz aussetzen und dann schneller schlagen; wir fühlen uns, als würden wir von innen heraus verbrennen.

Meine Freundin erklärt, das sei bloß ein dämliches Experiment, und es zählt nicht, wenn wir es nicht wollen. Wir nehmen drei Papiertücher aus dem Spender, benutzen eins, um das Wasser abzudrehen (damit wir den Hahn nicht mit unseren zu 33,33 Prozent sauberen Händen anfassen müssen), und die anderen beiden, um uns die Hände abzutrocknen. Dr. Finch sieht es und sagt:

»Zerknüll es und nimm noch eins.«

»Was?«

»Fühl dich unbehaglich mit der Anzahl. Nimm vier Papiertücher.«

»Aber das ist ja sogar eins mehr.«

»Alles dreimal zu machen sitzt so tief in dir drin, dass du manchmal Dinge dreimal tun wirst, ohne darüber nachzudenken. Dann ist es leicht zu sagen: ›Oh, es hat nicht geklappt, na egal.‹ Aber wenn das passiert, hast du immer noch die Möglichkeit einer Konfrontation, indem du es einfach einmal mehr machst: Es ist immer noch die ›falsche‹ Anzahl, nicht wahr? Ich nutze einfach die Gelegenheit, um dir zu zeigen, wie es geht.«

Wir hören nicht zu. Wir sind damit beschäftigt zu denken:

Eine Portion Seife + vier Papiertücher = fünf.

Fünf ist eine schlechte Zahl und gefällt uns überhaupt nicht.

Ich mache mir Notizen in ein kleines blaues Buch mit Spiralen auf dem Deckel.

ERFOLGE:

1. Diese Woche bin ich an vier von fünf Tagen in die erste Pause gegangen. Die anderen haben geredet, also konnte ich meine Liste nicht durchgehen, und die komplette Analyse musste warten bis zum Mittag, als ich auf mein Zimmer gegangen bin. Auf dem Weg hatte sich so viel angesammelt, dass ich vergessen habe, wofür ein paar der Buchstaben standen, und es ist mir auch nicht wieder eingefallen.

2. Am Freitag ist Ellie beim Mittagessen in mein Zimmer gekommen und hat sofort eine detaillierte Auflistung aller Charakterfehler ihres Freundes Ben gestartet. Sie war fünfundvierzig Minuten da, bis es Zeit war, zum Unterricht zu gehen. Wir sind zusammen ins Hauptgebäude gelaufen. Etwa zwanzig Prozent der Buchstaben waren weg.

3. Ich habe die Lichter nur einmal ausgeschaltet und den Stöpsel im Waschbecken nur einmal rausgezogen, aber ich bin so daran gewöhnt, alles dreimal zu machen, dass ich es oft erst mal vergesse und es dann öfter machen muss, vier- oder fünfmal. Das Gleiche gilt dafür, meine Hand in Dreier-Sets unter den Wasserhahn zu halten, um sicherzugehen, dass kein Wasser mehr läuft und meine Augen mich nicht täuschen.

4. Wenn ich meine Hände nur einmal wasche, sagt Sie, dass ich schmutzige Schlieren auf den Fingern haben werde, die ich dann überall verteilen werde, wenn ich etwas anfasse; dass ich Hepatitis oder Aids bekommen und an andere weitergeben werde; dass, wenn ich nicht alles dreimal mache, Mum einen Unfall haben oder Ella unglücklich in der Schule sein oder Tuffy von einem Auto angefahren werden wird. Ihre Drohungen wechseln so schnell, dass es schwierig ist, da mitzukommen.
Dr. Finch sagt, die Zahl der Wiederholungen mit schlimmen Ereignissen in Verbindung zu setzen ist ein ungesundes Verhalten, das man bei vielen Menschen beobachten kann, die unter OCD leiden. Man nennt es magisches Denken: den Glauben, mit seinen Handlungen Einfluss auf nicht ursächlich verbundene Ereignisse nehmen zu können. Was man nicht kann. Also erinnere ich mich immer wieder daran, dass magisches Denken Zeitverschwendung ist.

Mum kann uns heute nicht nach Ticehurst fahren, also nehmen wir ein Taxi. Das Wissen, dass sie nicht draußen im Warteraum sitzt, gibt mir den Mut, etwas zu gestehen.

Ich sage zu Dr. Finch: »Es gibt da etwas, das ich Ihnen noch nicht gesagt habe.«

»Erzähl es mir.«

»Ich glaube, ich bin eine Psychopathin.«

»Warum?«

»Ich habe da diesen Gedanken.«

»Welchen Gedanken?«

»Ich …« Ich versuche es Dr. Finch zu sagen, aber Sie hält die Worte fest und lässt sie nicht raus.

*Sie wird dich zwangseinweisen lassen. Sie wird dich der Polizei melden. Sag nichts. Das ist kein Gedanke, den man mit anderen teilt.*

»Ich kann nicht.«

*Wenn du es ihr erzählst, werde ich dich verlassen.*

»Stell mich auf die Probe.«

*Ich meine es ernst.*

»Nein, ehrlich. Das ist anders als alles, womit Sie sich bisher auseinandersetzen mussten. Ich habe gehört, dass Menschen mit OCD dazu tendieren, mitfühlend zu sein. Sie werden es abstoßend finden.«

»Stell mich auf die Probe.«

»Ich habe Angst … Ich … Mums beste Freundin hat Krebs. Und ich kann einfach nicht aufhören zu denken, dass ich mir wünsche, sie würde sterben.«

Die Worte stürzen über meine Lippen. Ich rechne fest damit, dass Dr. Finch einen Panikknopf unter ihrem Stuhl drückt und Wachmänner ins Zimmer stürmen. Ich habe ihr nichts von den anderen Gedanken erzählt:

*Ich werde die Mädchen, die in den Zimmern neben mir wohnen, im Schlaf erstechen.*

*Ich werde Ella auf die Straße stoßen.*

*Ich wünsche mir, dass meine Familie einen Autounfall hat.*

»Möchtest du wirklich, dass sie stirbt?«

»Nein! Das ist das Letzte, was ich will! Deshalb fühle ich mich ja so schrecklich, weil ich einfach nicht aufhören kann zu denken, dass ich es mir wünsche.«

»Dann ist es genau das: ein willkürlicher schlimmer Gedanke, der in deinem Kopf auftaucht, eine Intrusion. Jeder Mensch hat manchmal solche unwillkürlichen Gedanken. Ein Mensch mit OCD neigt eher dazu, ihnen große Bedeutung zuzumessen und über sie nachzugrübeln.«

Sie steht auf und kramt in ein paar Papieren auf ihrem Schreibtisch, bis sie den Ausdruck einer Liste von »Häufig vorkommenden Intrusionen« findet. Die Liste ist ziemlich eindrücklich:

- der Gedanke, von einer Brücke oder auf die Straße zu springen
- der Gedanke, plötzlich die Kontrolle zu verlieren und jemanden anzugreifen
- Gedanken sexueller Natur über eine inadäquate Person wie ein Familienmitglied oder ein Kind
- Gedanken, die den eigenen sexuellen Präferenzen widersprechen
- Gedanken, eine unangebrachte Handlung an einem religiösen Ort durchzuführen
- der Gedanke, ein Verbrechen begangen zu haben, von dem man irgendwo gelesen hat

- Gedanken, in denen man sich eine Autoritätsperson nackt vorstellt
- der Gedanke, in der Öffentlichkeit Schimpfwörter zu benutzen und zu fluchen
- Gedanken, in denen man sich wünscht, dass jemand, besonders ein Mensch, der einem lieb ist, stirbt

»Auch gesunde Menschen haben solche Gedanken. Die meisten haben schon einmal am Bahnhof gestanden und gedacht: ›Was wäre, wenn ich den Menschen neben mir einfach auf die Gleise stoßen würde?‹ Aber die meisten Leute denken dann nur: ›Oh, das war seltsam. Das war doch nicht ich!‹, und machen ganz normal weiter. Oft erinnern sie sich nachher vermutlich nicht einmal mehr daran. Es hat keinerlei Bedeutung. Doch jemand wie du reagiert anders.«

Wie kann es sein, dass die Gedanken, von denen Sie sagt, dass sie mich zu einem besonders bösen Menschen machen, nur Symptome meiner Krankheit sind? Ich schwanke zwischen Frustration, weil ich es nicht früher gewusst habe, und tiefster Erleichterung, weil ich kein gefährlicher Mensch bin.

Ich brauche Klarheit. Nicht in der Lage zu sein, diese Gedanken aufzuhalten, macht Menschen mit OCD nicht böse und gefährlich?

»Im Gegenteil«, sagt Dr. Finch. »Der Grund, warum Menschen mit OCD so sehr unter diesen Gedanken leiden, liegt darin, dass sie so radikal gegen ihre Werte verstoßen. Das Problem von solchen Menschen ist, dass sie zu fürsorglich und mitfühlend sind. Sie gehören zu den sichersten Menschen der Welt. Niemand, der unter OCD leidet, ist jemals einer Intrusion gefolgt, und das wird auch nicht passieren.«

»Aber was ist, wenn jemand mit solchen Gedanken zu einem Arzt geht, der nicht viel Ahnung von OCD hat und denkt, man sei ein Psychopath?«

»Das kann passieren und passiert auch, wenn der Betreffende keinerlei Erfahrung mit dieser Krankheit hat. Aber die meisten erkennen in der Regel, dass es nicht so ist, allein schon anhand der Besorgnis und des Unbehagens, die die betreffende Person mit diesem Gedanken verbindet. Manche Psychopathen haben diese Gedanken ebenfalls, aber sie meinen es auch so und fühlen sich nicht von ihnen unter Stress gesetzt. Für sie ist es kein angsteinflößender Gedanke. Es ist etwas, was sie wirklich tun wollen. Das ist ein erheblicher Unterschied.«

»Wie kann ich dafür sorgen, dass es aufhört?«

»Wenn ein solcher Gedanke kommt«, sagt Dr. Finch, »schieb ihn nicht weg. Das macht es nur noch schlimmer. Denk einfach: ›Oh, sieh mal. Da ist wieder dieser Gedanke. Er bedeutet nichts. Das bin nicht ich.‹ Gib ihm keine Bedeutung. Wenn er die Kraft des Schreckens verliert, kann er dir nicht mehr wehtun.«

Wir überziehen. Der Taxifahrer unten im Hof ist sauer.

Unser Atem klebt in unserer Kehle, als hätten wir eine Fliege verschluckt. Wir hassen es, wenn Leute wütend werden. Dr. Finch ist ebenfalls nach draußen gekommen, was sie normalerweise nicht tut. Sie legt mir eine Hand auf den Rücken.

»Es tut mir leid«, sagt sie zum Fahrer. »Es war meine Schuld. Ich habe sie aufgehalten.« Dann wendet sie sich an uns: »Bis nächste Woche.«

Ich sollte etwas sagen, irgendwas. »Auf Wiedersehen« stottern oder so. Oder »danke«. Aber ich weiß nicht, wie. Sie hat eine Hand auf meinen Rücken gelegt!

Sie hat sich bereits umgewandt.

Sie geht zurück, tippt den Code ein, geht durch die Tür, o Gott, bitte dreh dich noch einmal um, bitte dreh dich noch einmal um, BITTE DREH DICH NOCH EINMAL UM, selbst wenn sie es nicht tut, wenn sie einfach weitergeht, bedeutet das gar nichts, wir sehen uns nächste Woche, zwischen jetzt und dann wirst du nicht wissen, wer du bist und – »Kommst du jetzt, oder nicht? Ich habe noch eine andere Fahrt.«

»Entschuldigung. Wadhurst Station.«

# 15
# Fahren

Das Geräusch weckt mich. Ich finde mich selbst am Fenster wieder, starre mit dicken Augen hinaus in die Nacht. Am Himmel leuchten keine Sterne.

Sie hat mich verlassen, ich weiß es, und jetzt ist sie da draußen. Ich rechne damit, sie zusammengeduckt in den Büschen unter meinem Fenster zu sehen, aber Sie ist nicht da.

Also warte ich und denke schon, dass das Klopfen nur der Regen war und ihr Flüstern nur das Rascheln der Blätter draußen an den Bäumen. Ich beschließe, dass Sie irgendwo im Haus sein muss, und ich werde gehen und sie suchen.

Doch in diesem Augenblick sehe ich eine zierliche Gestalt in der Ferne davonlaufen. Ich weiß, dass Sie es ist, auch wenn es seltsam ist, sie zum ersten Mal außerhalb meines Kopfes zu sehen – ich bin so sehr daran gewöhnt, sie hinter meinen Augen sitzen zu haben. Ihre zarte Gestalt schlängelt sich durch die Bäume, und ich springe aus dem Fenster und laufe ihr hinterher. Für jemanden, der noch nie in seinem Leben Beine gebraucht hat, ist Sie überraschend geschickt.

Da liegt Sie, unter einem großen Baum. Ich krabble neben Sie und frage, wo Sie heute war. Sie redet nicht mehr mit mir, sieht mich nur an und schüttelt den Kopf, als wäre es so weit.

*Oh, sag, es ist noch nicht so weit.*

Wir liegen da und blicken hinauf in das mondlose Blau. Es regnet, und wir sind nass bis auf die Knochen. Der Atem bleibt uns einen Augenblick im Hals stecken, und wir fühlen uns wie sinkende Schiffe auf einem schwarzen Ozean – kein Land in

Sicht und keine Sterne, denn die sind alle vor gut hunderttausend Jahren explodiert und gestorben.

*Wieso weigerst du dich, meine Hand zu halten?*

*Komm zurück.*

*Bitte.*

Dr. Finch holt mich im Wartezimmer ab. Sie bittet mich einzutreten und mich zu setzen, was mich wütend macht. Als ob ich vorgehabt hätte, die ganze Stunde lang zu stehen. Wie albern.

»Wie geht es dir?«, fragt sie mit ruhiger Stimme.

»Sie ist weg.«

»Wer ist weg?«

»Meine Freundin.«

»Bist du wütend auf mich?«

Schweigen.

»Das wäre völlig normal. Möglicherweise hast du das Gefühl, als hätte ich dir etwas weggenommen.«

Schweigen.

»Ist es so?«

»Ich habe gedacht, Sie helfen mir, damit ich mich besser fühle. Sie ist weg, und ich habe mich noch nie so einsam gefühlt. Sie haben gesagt, dass in meinem Kopf nur Platz für eine von uns ist und dass diese Eine ich bin, weil ich die Echte bin, und Sie ist die Zwangsstörung. Aber Sie haben sich geirrt. Sie war realer als ich. Ich hasse Sie dafür.«

»Das ist verständlich.«

Ich möchte sagen: »Oh, zum Teufel, ich habe Ihnen gerade gesagt, dass ich Sie hasse. Reagieren Sie darauf, Sie überprofessionelles klinisches Monster.« Aber ich sage nichts.

»Du hast es selbst getan. Du hast dich von ihr befreit. Aber du könntest sie zurückholen, wenn du wolltest – du hast sie erschaffen. Sie ist deine Zwangsstörung. Du kannst mit ihr machen, was du willst.«

»NEIN.«

Schweigen.

»Ich habe Sie nicht erschaffen, Sie hat mich erschaffen. Sie hat mir gesagt, was ich tun muss – wie ich auf all die Dinge reagieren soll. Ohne sie bin ich nichts. Und jetzt ist Sie weg, weil Sie mich dafür bestrafen will, dass ich Ihnen zu viel erzählt habe.«

Oh, oh, oh. Ich wiege meinen eigenen Kopf in den Händen, denn jetzt gibt es niemanden mehr, der das für mich übernehmen kann.

»Ich bin ein Nichts. Ich stehe nicht zu meinen Handlungen. Ich werde inkonsistent in meinem Verhalten. Ich weiß nicht, wer ich bin.«

Sie steht draußen vor Dr. Finchs Büro und wartet kichernd.

*Sei vorsichtig mit dem, was du dir wünschst.*

Sie wirft den Kopf in den Nacken, brüllt vor Lachen und hüpft den Korridor hinunter davon.

Wir haben zwei Lungenflügel. Wir haben zwei Nieren. Wir haben zwei Hirnhälften. Zwei Arme. Zwei Beine. Zwei Ohren. Zwei Nasenlöcher. Zwei Lippen, Augen, Brüste, Herzkammern, Hände, Füße, Schamlippen. Alles in uns ist darauf ausgerichtet, dass es auch in unserem Kopf zwei von uns gibt. Jetzt habe ich niemanden mehr, mit dem ich meine zweite Hälfte teilen könnte.

Und dafür hasse ich Dr. Finch (beinahe). Doch trotz all dieses Hasses gehe ich weiterhin zu meinen Terminen mit ihr, denn ohne meine Freundin gibt es niemanden mehr, und Dr. Finch ist wenigstens jemand.

Jede Woche erscheint sie in einem andersfarbigen knöchellangen Rock im Wartezimmer.

»Hallo«, sage ich. Ich bin wütend, weil sie anfangs gesagt hat, wenn ich nicht glücklich bin, dass Sie fort ist, dann würde sie sie zurückbringen. Mittlerweile weiß ich, dass Dr. Finch es nur gesagt hat, damit ich kooperiere. Und ich weiß, dass das Problem gar nicht darin liegt, dass sie meine Freundin nicht zurückbringen würde – wenn sie wüsste, wie unglücklich ich bin, würde sie es vielleicht sogar versuchen. Das Problem ist: Sie kann es nicht. Meine Freundin hat mich von sich aus verlassen.

Heute erkläre ich ihr meine Zwei-Teile-Theorie.

»Ja.« Sie, die sonst immer so professionell wirkt, ringt verzweifelt die Hände. »Aber wir haben EINEN KÖRPER.«

Ich bin verblüfft.

Jetzt ist sie richtig in Fahrt.

»Weißt du, an wen deine ›Freundin‹ mich erinnert? An einen Mann, der seine Frau schlägt. Sie verprügelt dich dort oben in deinem Kopf und beschimpft dich, wenn du nicht tust, was sie sagt, und du gehorchst, weil du Angst vor all den Dingen hast, die sie anrichten könnte, wenn du es nicht tust. Und dann, wenn es dir so richtig schlecht geht, legt sie die Arme um dich und flüstert dir beruhigend ins Ohr, und du redest dir ein, dass sie dich liebt. Die wenigen Augenblicke, in denen sie nett zu dir ist, reichen aus, um dich jedes Mal wieder zurückzuholen. Du bist überzeugt, dass sich die schlimmen Dinge nicht wiederholen werden, aber das tun sie. Ich habe recht, nicht wahr?«

Ich maule: »Aber als ich sie noch in meinem Kopf hatte, habe ich mich nicht so einsam gefühlt.«

Dr. Finch macht mir einen Vorschlag. Sie wird ein wenig rot, als sie das sagt.

»Könntest du nicht mich stattdessen in deinen Kopf lassen?«

»Was?!«

Es scheint ihr ehrlich peinlich zu sein; sie wird ganz rot im Gesicht. »Nun ja, könnte ich nicht … Wenn du das Gefühl hast, dem Drang, dein Ritual durchzuführen, nachgeben zu müssen, oder wenn du traurig bist, weil deine Freundin nicht mehr da ist, könnte ich nicht stattdessen da sein?«

»Ich könnte Sie niemals in meinen Kopf setzen. Das ist ein schrecklicher Ort – und ich möchte Sie da nicht haben.«

»Aber ich wäre doch gar nicht wirklich da. Es wäre nur so eine Art Modell von mir, ich würde also keinerlei Schmerzen spüren.«

»Aber das ist das andere Problem: Wenn ich Sie nicht in echt haben kann, dann will ich Sie gar nicht haben.«

Ich sitze in der letzten Reihe im Philosophieunterricht. Vorne präsentiert uns Mr Alan eine einführende Diashow zu Sigmund Freud.

Ich habe kaum zugehört. Das Seltsamste am Verschwinden meiner Freundin ist, dass ich immer noch meine Listen mache, obwohl ich ihr keinerlei Rechenschaft mehr schuldig bin. Ich bin gerade am Ende einer Reihe von Wörtern angekommen, auf die ich mich in den letzten vierzig Minuten konzentriert habe, während ich auf den Asphaltweg vor dem Fenster gestarrt habe. Draußen ist es so heiß, dass der Weg sich in klebriges schwarzes Lakritz verwandelt. Im Klassenraum surrt ein Ventilator. Plötzlich sagt Mr Alan etwas, das meine gesamte Aufmerksamkeit auf sich zieht:

»Freud war der Vater der Psychoanalyse. Er war davon überzeugt, dass der Auslöser für Neurosen in einem sexuellen Trauma liegt.«

Ich schreie unwillkürlich auf: »Was?!«, als hätte mich das, was er gerade gesagt hat, persönlich getroffen. Es kam einfach aus mir heraus. Zehn Pferdeschwänze wackeln und werden von zehn Gesichtern mit Schmollmund ersetzt. Mr Alan sieht mich mit hochgezogenen Brauen an. Ich stelle im Unterricht normalerweise keine Fragen. Vom Diaprojektor an die Wand geworfen, schwellen die Wörter »Repression«, »sexueller Missbrauch« und »Zwangsneurose« an und ab. Ich habe Angst, sie könnten aus ihrem Rahmen fliehen. In meinen Ohren rauscht es.

»Ich wollte es gerade erklären, Lily«, sagt Mr Alan. »Wenn ich fortfahren darf? Freuds Verführungstheorie ist eine Hypothese, die er in den 1890er Jahren aufgestellt hat. Nachdem er eine Gruppe von Patienten, die unter diversen psychischen Problemen litten, eine Weile betreut hatte, kam er zu dem Ergebnis, dass sie alle in ihrer Kindheit sexuell missbraucht worden waren. Und so glaubte er, dass die unterdrückten Erinnerungen an eine sexuelle Belästigung oder sogar einen Missbrauch während der Kindheit Symptome einer Hysterie oder Neurose hervorrufen konnten.«

Ich kann mir das nicht länger anhören. Ich bitte darum, den Klassenraum verlassen zu dürfen, und gehe auf mein Zimmer. Dort sitze ich am Fußende meines Betts, den Kopf in den Händen und mein Telefon neben mir. Ich warte darauf, dass es vibriert, um mir anzuzeigen, dass Mum da ist. Es ist Therapie-Donnerstag, und sie müsste jeden Augenblick kommen.

Ihr Wagen fährt in den Hof, ich drücke auf den Türöffner, damit ich rauskomme, und springe auf den Beifahrersitz.

»Alles in Ordnung?«, fragt sie mit sanfter Stimme. »Du siehst aus, als hättest du ein Gespenst gesehen.«

»Ich will jetzt nicht reden«, sage ich und weiß, dass es unfair ist. Sie ist den ganzen Weg aus London gekommen.

»Okay, Schatz.« Sie reicht mir ein Hummus-Sandwich und ein paar Jammie-Dodgers-Kekse. »Wie du willst.«

Bis wir bei Dr. Finch ankommen, habe ich mich so sehr in diese Sache hineingesteigert, dass ich das Gefühl habe, mich nie wieder beruhigen zu können. Kaum bin ich in ihrem Büro, erzähle ich ihr von Freud. Ich erkläre ihr, dass jemand mir als junges Mädchen die Hand in die Hose geschoben hat …

Nein! Natürlich waren es nicht Mum oder Dad oder irgendjemand in der Familie. Es war ein Junge, den ich gut kannte. Wir haben oft bei ihm zu Hause gespielt, unsere Eltern waren befreundet …

Ich frage sie, ob es meine Schuld war und ob ich etwas Böses getan habe. Ich frage sie, ob das der Grund für meine Krankheit ist, ob es stimmt, dass sexueller Missbrauch in der Kindheit OCD auslösen kann.

Dr. Finch sagt, ich soll Freud nicht zu viel Bedeutung zumessen und dass er seine Verführungstheorie später selbst wieder verworfen hat. Dann – und das ist der wichtige Teil – sagt sie, dass es nicht meine Schuld war, was mich schockiert, denn ich war davon überzeugt.

»Es ist nicht deine Schuld«, wiederholt sie. »Es ist nicht deine Schuld.«

»Ich kenne ihn im Grunde gar nicht mehr«, sage ich. »Unsere Eltern haben nichts mehr miteinander zu tun. Vor einem Jahr habe ich ihn mal auf der Straße gesehen. Ich wollte hinlaufen und ihn fragen, warum – warum er damals solche Dinge gewusst hat, und warum ausgerechnet ich? Aber stattdessen bin ich auf die andere Straßenseite gegangen. Ich glaube nicht, dass er mich überhaupt gesehen hat.«

Und dann: »Ich möchte nie wieder darüber reden.«

Eine Woche später steckt Dr. Finch den Kopf ins Wartezimmer, und ich blicke von meinem Buch hoch, in dem ich nicht gelesen habe. (In ein Buch zu starren ist eine perfekte Möglichkeit, vorzugeben, etwas Produktives zu tun, solange man nur den Blick ein wenig hin und her bewegt und zwischendurch mal die Seiten umblättert.)

Sie ist fünf Minuten zu spät, was nichts ist im Hinblick auf eine ganze Woche. Wenn ich sie mit einem Wort beschreiben müsste, würde ich sagen, sie ist konsistent.

Wir gehen über mit Teppich ausgelegte Korridore, dann die Treppe hoch und über den Flur zu ihrem Büro. Ich setze mich auf meinen Platz und warte darauf, dass sie mich fragt, wie es mir geht. In wenigen Sekunden werde ich meine Geheimnisse auf ihrem Tisch ausbreiten, während die Uhr sechzig Minuten weitertickt. Wahrscheinlich werden wir überziehen, denn sie ist so nett, und trotzdem wird es viel zu schnell Zeit sein, wieder auf den Korridor hinauszutreten und zu gehen.

»Wie geht es dir?«

Das möchte ich sagen: »Ich habe die ganze Woche unsere Stühle gemalt und mich an das rote Bitte-nicht-stören-Schild erinnert, das Ihr Lächeln im Türrahmen gefangen hält. Zu versuchen, sich in den Wänden zu spiegeln, war eine Qual. Schatten sagen überhaupt nichts aus, außer dass die Dinge nicht hohl sind; sie sind nichts anderes als die Umrisse des Wahnsinns auf desinteressiertem Putz. Aber dann sind Sie gekommen! Verlässlich wie der Kuckuck. Sie haben mich durch Korridore geführt, mir die Tür geöffnet, und heute werde ich mich selbst in Ihnen sehen.«

Und das sage ich: »Ganz okay. Aber es ist mir nie aufgefallen.«

»Was ist dir nie aufgefallen?«

»Wie weiß die Wände in diesem Raum sind. Es ist überwältigend.«

»Das liegt daran, dass heute die Sonne scheint. Ich würde Bilder aufhängen, damit sie nicht länger so weiß wirken, aber du weißt, wie die Leute sind. Sie denken dann, die Bilder hätten alle möglichen symbolischen Bedeutungen, und ich würde versuchen, irgendwelche geheimen Nachrichten zu senden.«

Sie zuckt theatralisch mit den Schultern.

Sie lächelt.

Ich lächele zurück.

Ich frage mich, ob sie mir das erzählt, weil sie denkt, dass ich anders bin als die anderen. Vielleicht will sie mir damit sagen, dass ich es sein soll. Der Gedanke schwebt vorbei wie ein gemütlicher Spaziergang nach einem reichhaltigen Mittagessen, den man machen kann oder auch nicht. Eine Fliege surrt im Zimmer; hin und wieder landet sie auf Dr. Finchs Unterlagen.

Plötzlich höre ich auf, die Fliege anzustarren, und lausche gespannt, denn Dr. Finch erzählt mir etwas über sich selbst, was so gut wie nie passiert. »Als ich klein war«, sagt sie, »habe ich mir immer vorgestellt, ich säße in einem Baum und würde jeden erschießen, der an mir vorbeikam. Ich konnte es nicht abstellen.«

Was soll ich mit diesem Geständnis machen? Ich beschließe, dass es das Beste ist, ihr in die Augen zu sehen und die magischen Worte zu sagen:

»Das war nur ein Gedanke.«

Sie lacht, ein echtes, ungekünsteltes Lachen. Ich fühle mich warm und glücklich.

An ihrer Fußleiste gibt es eine Stelle, an der die Farbe abblättert. Ich beschließe, diese kleine braune Macke Lily zu nennen und so zu tun, als wäre sie ich. Auf diese Weise kann ich in ihrem Büro sein, auch wenn ich es nicht bin.

Am nächsten Tag sitze ich in meinem Zimmer und lerne für die Politik-Prüfung, als es an meiner Tür klopft.

»Ich komme!«, rufe ich. »Eine Sekunde!«

Ich trage nur ein Handtuch. Also ziehe ich mir schnell die Uniform an, öffne die Tür und falle fast in Ohnmacht.

Da steht sie – im Korridor vor meinem Zimmer. Ich will etwas sagen, aber meine Zunge verweigert die Zusammenarbeit mit meinem Hirn.

»Was tun Sie denn hier?«

Dr. Finch lächelt. »Komm«, sagt sie. »Wir machen einen Ausflug.«

»Aber ich – ich trage noch meine Schuluniform.«

»Das macht nichts.« Ihr Lächeln wird breiter. »Mein Wagen steht draußen. Komm mit.«

Also gehe ich mit.

Und dann schlängeln wir uns in ihrem kleinen roten Auto durch die Straßen, und ihre Scheibenwischer wischen hin und her, hin und her, obwohl es nicht regnet.

Ich bin völlig verängstigt und so, so glücklich. Hat schon einmal jemand diesem Gefühl einen Namen gegeben? Ich würde es Sausen nennen. Das ist es, was wir tun, aber wir sind so schnell, dass ich keine Details nennen kann, und die Schafe, an denen wir vorbeikommen, sehen aus wie zur Erde gefallene Wolken.

»Der Himmel fällt runter!«, sage ich.

Dr. Finch lacht. »Was meinst du damit?«

Eine gefühlte Ewigkeit lang sieht sie mich fragend an. Wahrscheinlich aber sind es nur zwei Sekunden.

»Schauen Sie auf die Straße!«, rufe ich kichernd, obwohl ich das Gefühl habe, dass wir dem Ende unserer Geschichte nahe sind. »Ich meine damit, wir fahren so schnell, dass die Schafe auf der Weide aussehen wie Wolken.«

»Wie Wolken!?« Sie lacht. »Du meinst also, wir fliegen?«

Ich kann sehen, wie sie mit dem Fuß auf das Gaspedal tritt, und spüre, dass wir noch schneller werden. Ihr Fuß wirkt entschlossen, beinahe wütend, als hätte er einen eigenen Kopf. Einen Moment lang nimmt der Anblick ihrer Schuhe mich gefangen; braun, flach und kompakt mit einer kleinen Goldkette über der Zunge. Es muss ihr einziges Paar sein. Ich habe sie noch nie mit anderen Schuhen gesehen. Aber vielleicht sind es auch nur ihre Arbeitsschuhe; vielleicht hat sie zu Hause noch andere. Heißt das, sie arbeitet gerade? Fliegen wir?

»Lily?«

»Ja?«

»Würdest du es versuchen, wenn deine Freundin gerade nicht hinschauen würde?«

Keine Antwort. Hab keine, will auch keine geben. Schneller, schneller, die Hecken neben uns verwandeln sich in große wabbelige Wellen, Äste in Arme, die an uns vorbeischießen wie eine Menschenmenge, die die Hände ausstreckt, um ihren Star zu berühren, schneller, die weißen Linien auf der Straße werden zu einer langgezogenen Wirbelsäule, schneller, irgendwo wird ein schützender Film abgezogen, und ich sehe das Blau des Himmels zum ersten Mal ungefiltert, schneller – und dann – wie aus dem Nichts – ein Hase …

Dr. Finchs Reflexe reagieren: Bremsen,

Befehl an die Reifen: links, links,

wir schleudern

von der Straße

in einen Graben,

und alles ist totenstill, abgesehen vom Geräusch unseres Atems, das besagt, dass wir beide, per definitionem, noch leben. Sie lässt den Kopf langsam aufs Lenkrad sinken, und ihr Haar fällt wie ein Vorhang darüber.

»Oh Mist«, sagt sie. Ich schaue zurück auf die Straße. Kein zerquetschter Hase. Glück gehabt, Häschen.

Wir haben ebenfalls Glück gehabt, denn abgesehen von einem kleinen Schock, ist uns nichts passiert und dem Auto auch nicht.

»Da waren wir wohl ein wenig zu schnell, was?«, sagt Dr. Finch mit einem nervösen Lachen, das beinahe wie ein Schluchzen klingt.

Wir bleiben noch ein paar Minuten so sitzen, sammeln uns, und dann beschließt Dr. Finch, dass wir uns genug beruhigt haben. Sie lässt den Motor aufheulen und gibt Gas.

Nach ein paar Versuchen sind wir wieder auf der Straße, aber diesmal reißt sie sich zusammen und fährt nur etwa dreißig Meilen schneller als erlaubt. Die Bäume und Hecken rasen noch immer in einem leicht aggressiven Strom an uns vorbei, aber jetzt kann ich ein paar kleine Details erkennen, wie einzelne Blätter oder Rispen von roten Beeren.

Nach einer weiteren halben Stunde fährt Dr. Finch mit einem scharfen Schlenker links ran und tritt auf die Bremse.

»Wir sind da.« Sie fällt vor Aufregung fast aus dem Auto und kümmert sich auch nicht darum, die Tür zu schließen.

»Aber das ist bloß ein Feld.«

»Komm mit!«

Sie springt über den Stacheldraht, hebt ihren langen mit Blumen bedruckten Rock mit einer Hand hoch, damit er nicht hängen bleibt, und rennt los.

»Komm schon!«

Ich klettere über den Zaun und laufe ihr nach.

Als ich sie eingeholt habe, keuche ich, aber Dr. Finch ist nicht mal ins Schwitzen gekommen. Ich lasse mich mit dem Gesicht nach unten auf die Erde fallen, atme den süßen, grasigen Geruch ein und versuche, meinen Herzschlag zu beruhigen.

»Hier ist es!« Sie grinst.

»Was?«, frage ich und rolle mich auf den Rücken. Ich liege unter einer riesigen Eiche, deren Blätterdach das Sonnenlicht in winzige kleine Punkte filtert. Sie legt sich neben mich.

»Hast du es noch nicht erraten?«

Ich nicke.

»Nun?«

»Das ist Ihr Baum.«

»Jepp. Er hat mir von allen am besten gefallen. Ich habe ihn ausgewählt, weil er so robust wirkt. Ich wollte ein Baumhaus bauen, aber ich wusste nicht, wie. Früher habe ich nur etwa eine Meile von hier entfernt gewohnt. Wenn du möchtest, zeige ich dir das Haus.«

»Ich bin hier ganz zufrieden.«

»Okay.«

»Wieso wollten Sie andere Menschen erschießen?«

»Ich weiß es nicht. Ich glaube, ich war wütend auf sie.« Sie dreht sich auf die Seite und sieht mich fast schon streng an. »Kannst du noch ein anderes Geheimnis für dich behalten?«, fragt sie.

»Ja.«

Und dann nimmt sie mich in den Arm,
und die ganze Zeit über
frage ich mich, ob sie es wirklich so meint, oder
ob sie anschließend in diesen Baum klettert
und mich erschießt.

Irgendwo wird eine Tür geöffnet. Ich öffne die Augen und sehe, dass ich immer noch in meinem Zimmer bin.

»Alles in Ordnung?«, fragt Ellie. »Du musst aufwachen. Der Unterricht fängt gleich an.«

Ich blinzele unter der Bettdecke hervor. »Bin gleich da.«

# 16
# Die mich lieben

Es ist am besten, nicht an den Ausflug zu denken, den es nie gegeben hat.

Stattdessen konzentriere ich mich auf die Hausaufgaben, die Dr. Finch mir für diese Woche aufgegeben hat. Nach dem Prinzip der graduellen Exposition versuche ich dem Drang zu widerstehen, Wörter zu sammeln, und zwar zuerst im Zusammenhang mit den Menschen, die mir am wenigsten bedeuten.

Menschen, die mir am wenigsten bedeuten, sind die, die ich nie wiedersehen werde: Passanten, Menschen im Zug, Verkäufer etc. Ich merke mir immer noch meine Handlungen in ihrer Gegenwart, doch der Gedanke, sich nicht an alles zu erinnern, ist nicht mehr so schrecklich, wie wenn ich die Person persönlich kenne.

Danach kommen Menschen, die ich ein wenig kenne: die Mädchen in meiner Schule, mit denen ich nicht befreundet bin, und die meisten Lehrer.

Auf dem höchsten Level sind die Menschen, die mir wichtig sind: einzelne Lehrer, Freunde und meine Familie.

An der Spitze dieser Pyramide steht Dr. Finch. Es ist entscheidend, sicherzustellen, dass ich mich in ihrer Gegenwart absolut fehlerlos verhalte.

Bevor Sie gegangen ist, hat Sie gesagt, ich soll mir nicht so einen Stress wegen der Dinge machen, die ich in Dr. Finchs Gegenwart getan habe. Sie hat gesagt, dass Sie Dr. Finch nicht leiden kann und dass sie nicht wichtig ist. Als ich das Dr. Finch erzählt habe, sagte die, der wahre Grund, warum meine Freundin sie nicht leiden könne, läge darin, dass sie deren Existenz bedrohe.

Jetzt, da meine Freundin fort ist, habe ich die Freiheit, Dr. Finch so sehr zu mögen, wie ich will. Sie hat all meine Freunde verdrängt und ist bis an die Spitze der Buchstaben-Charts gestürmt. In ihrer Gegenwart konzentriere ich mich so sehr darauf, alles perfekt zu machen, dass es mir schwerfällt, ihr zuzuhören. Ich dokumentiere jede Kleinigkeit.

Das Problem daran ist: Ich kann es ihr nicht sagen.

Wie seltsam ist es aber, wenn die Person, zu der du gehst, um ein Problem zu lösen, selbst zu diesem Problem wird.

Bei unserer nächsten Sitzung schaffe ich es die ganze Treppe hinauf bis zu ihrem Büro, ohne mehr als einen einzigen Buchstaben zu generieren:

Sie sagt:

»Tut mir leid, dass du **W**ARTEN musstest. Seit wann bist du schon da?«

Ich sage: »Schon okay, ich bin erst vor zehn Minuten gekommen.« Doch was, wenn es eher elf oder zwölf Minuten waren und sie an der Anmeldung nachfragt und denkt, dass ich gelogen habe?

Ein einziger Buchstabe ist gut zu managen. Ich bin so stolz auf mich, beinahe ekstatisch, als …

… sie die Tür öffnet und ich zu dem Stuhl gehe, auf dem ich normalerweise sitze. Ich sehe zwei **SCH**WARZE FLECKEN darauf. Was, wenn sie die Flecken erst sieht, wenn ich gegangen bin, und denkt, dass ich es war, die sie hinterlassen hat?

Ich setze mich auf den Stuhl, und er quietscht. Hat sich das so angehört, als hätte ich gerade GE**P**UPST?

Sie fragt mich, wie es mir geht, und ein Tröpfchen **SP**UCKE kommt aus meinem Mund, als ich das »z« von »ganz okay« ausspreche. Hat sie es bemerkt? Mir fällt auf, dass ich die ganze Zeit AUF MEINEN SCHOSS **ST**ARRE, um ihr nicht in die Augen sehen zu müssen. (Wenn ich ihr zu lange in die Augen starre, könnte sie denken, ich will sie anmachen.) Aber nach unten auf seinen Schoß zu starren wirkt vielleicht unhöflich und anstößig. Also bemühe ich mich, nicht unhöflich zu sein und ihr in die Augen zu sehen.

Doch dabei streift mein Blick den Ausschnitt ihres **V**-PULLIS. Wird sie jetzt denken, ich bin pervers? Dann gibt mein **M**AGEN ein gurgelndes Geräusch von sich, und im Zimmer ist es so still, dass sie es auf jeden Fall gehört hat, was an sich schon grässlich ist. Ich **E**NTSCHULDIGE mich für das grässliche Geräusch. Sie sagt: »Entschuldige dich nicht dafür, dass dein Magen knurrt. Das passiert jedem mal, das ist ein ganz normaler Vorgang.« Will sie mir damit sagen, dass ich nervig bin, weil ich mich entschuldigt habe? Sie wechselt das Thema und bittet mich, eins meiner Rituale auf einem Blatt **P**APIER zu beschreiben. Ich tue es und reiche es ihr. Doch was, wenn ich nicht mein Ritual aufgeschrieben, sondern ihr gestanden habe, wie sehr ich sie liebe, und sie jetzt denkt, dass ich seltsam bin, und mich nicht mehr sehen will?

**W**ARTEN, **SCH**WARZE FLECKE, **P**UPSEN, **SP**UCKE, **ST**ARREN, **V**-PULLI, **M**AGEN, **E**NTSCHULDIGEN, **P**APIER.

**WSCHPSPSVMEP.**
**WSCHPSPSVMEP.**
**WSCHPSPSVMEP.**

Ich schaue auf die Uhr. Es sind noch nicht einmal fünf Minuten vergangen.

»Du wirkst heute ein wenig abwesend«, sagt Dr. Finch. »Ich meine, du bist ja mit deinen Gedanken nie ganz hier, aber heute scheinst du noch weiter weg zu sein.«

»Tut mir leid. Es tut mir wirklich leid. Meine Listen sind nicht so gut. Tut mir leid.«

»Du entschuldigst dich zu viel.«

»Ich weiß. Das war immer ein Riesenproblem. Ich habe sogar mal einen Preis fürs Entschuldigen bekommen ... Es war ziemlich peinlich.«

»Fällt dir jemand ein, der sich in den richtigen Maßen entschuldigt? Vielleicht könntest du dich an ihm oder ihr orientieren.«

»Sie«, sage ich. »Sie entschuldigen sich nicht, wenn es keinen Grund dafür gibt, aber wenn Sie etwas Unfaires gesagt haben, dann entschuldigen Sie sich.«

Sie schüttelt den Kopf. »Du kennst mich nicht wirklich gut, also kannst du mich nicht als Vorbild nehmen.«

Oh, oh, denke ich.

Ich habe keine Ahnung von dem Menschen, der mich am besten kennt.

Jemanden zu lieben, der dafür bezahlt wird, dein Freund zu sein, ist furchtbar.

Ich sage ihr das. Sie sieht mich an und schweigt. Schlägt die Beine übereinander und öffnet sie wieder. Schreibt etwas auf ihren Notizblock.

»Helfen Sie mir«, sage ich. »Bitte, bitte, helfen Sie mir.«

Ich sitze nicht länger auf meinem Stuhl, sondern hocke zusammengekauert auf dem Fußboden. Ich krieche hinüber und schlinge die Arme um ihre Beine. Dr. Finch ist sehr klug, und obwohl ich sie bei unserer ersten Begegnung nicht hübsch fand, habe ich meine Meinung geändert.

»Ich werde nicht loslassen, niemals. Bitte, bitte helfen Sie mir.«

Sie kaut auf ihrem Stift und antwortet: »Das versuche ich.«

Mit dem Kopf auf ihrem Schoß schlafe ich ein, während die Uhr die Stunde misst. Und ich wache auf, weil sie leise sagt: »Das ist alles, wofür wir heute Zeit haben.«

Mir wird bewusst, dass ich die ganze Zeit über in meinem Stuhl gesessen habe.

Dad und Mum gefällt es gar nicht, dass ich diese Tabletten nehme.

»Du musst dir Dr. Finch wie eine Priesterin vorstellen«, sagt Dad. »Die Medikamente sind das, woran ihre Kirche, die psychiatrische Gemeinschaft, glaubt, also ist es das, was sie predigt. Aber deshalb ist es noch lange nicht wahr. Es ist nicht zwangsläufig richtig. Ich bin nicht davon überzeugt, dass es dir hilft. Und ich mache mir große Sorgen über die Langzeiteffekte.«

Ich schreie: »Aber es hilft mir.« Dennoch kann ich nicht leugnen, dass ich diese kleinen zusammengefalteten Zettel gelesen habe, die ganz unscheinbar zwischen den Tabletten stecken. Sie liegen da, in der Schachtel, und machen niemandem Sorgen – bis man sie auseinanderfaltet.

Dad redet und redet. Er sagt, ich soll mehr Sport treiben, dass Endorphine und körperliche Fitness die Antwort sind. »Du bist dünn«, sagt er, »aber nicht fit. Du hast deine gesamte Fitness verloren.« Ich möchte sagen: »Ich war noch nie so fit wie in der Zeit, als meine Krankheit am schlimmsten war.« Er sagt, Dr. Finch ist Gift und will mich gegen ihn aufhetzen. Ich habe keine Ahnung, wie er auf diese Idee gekommen ist. Ich weiß, dass er einmal mit ihr telefoniert hat. Das Telefonat ist nicht gut gelaufen. Dr. Finch hat mir gesagt, dass sie mit ihm gesprochen hat. »Eigenwillig«, war das Wort, das sie benutzt hat.

Im Moment zahlt die Krankenversicherung meine Behandlung, aber ich habe keine Ahnung, was passiert, wenn sie es nicht mehr tut.

Mum mag die Pillen auch nicht. Sie sagt, sie wünschte sich, ich würde natürlichen Heilmethoden und dem Ansatz der Achtsamkeit eine Chance geben.

Achtsamkeit ist ja gerade das verdammte Problem: Ich schenke viel zu vielen Dingen zu viel Beachtung.

Aber ich weiß, dass meine Eltern sich im Grunde nur Sorgen machen. Dass sie das Beste für mich wollen. Dass sie mich lieben.

Ich habe darüber nachgedacht. Dr. Finch ist der Ansicht, ich soll die Medikamente nehmen, aber sie wird mich niemals lieben. Mum und Dad möchten nicht, dass ich sie nehme, und sie werden mich immer lieben. Das Wichtigste ist, auf der Seite der Menschen zu bleiben, die einen bedingungslos lieben.

Also werde ich die Medikamente absetzen.

»Dr. Finch«, sage ich. »Ich möchte meine Medikamente absetzen. Sie machen meine Eltern unglücklich, und das kann ich ihnen nicht antun. Und ich werde eine Weile nicht mehr herkommen.«

Sie hat definitiv eine Antwort darauf, aber ich verstehe nicht ganz, welche. Alles strömt wie eine Flutwelle aus ihrem Mund, ihr Unterkiefer quietscht und fällt ein paar Zentimeter nach unten, um eine Höhle zu formen, aus der sich schäumend und sprudelnd ein rasender Wasserfall ergießt, der ihre Brust schrammt und ihre Hose durchtränkt. Sie starrt mich mit leerem Blick an und sagt alles und nichts zugleich.

Aber, denke ich, irgendetwas muss sie sagen. Wenn ich genau hinschaue, kann ich sehen, dass die Höhle sich bewegt, etwas verkündet, ausspricht, zwischen den Tunneln aus Zähnen und Zunge immer wieder aufblitzt. Vokale und Konsonanten und Wörter kommen heraus. Aber was genau? Alles, was sie sagt, scheint vom Donnern des Wasserfalls übertönt zu werden. In der Schule haben wir über Zischlaute gesprochen. Was ist der intendierte Effekt von Zischlauten?, hat meine Englischlehrerin einmal gefragt. Ich musste ihr antworten, dass ich es nicht wusste. Ich wusste genau, wie sie funktionieren, ich hatte gelesen, was für eine Funktion sie haben, aber ich kannte nicht ihren Sinn.

Genauso fühle ich mich jetzt. Ich bin mir absolut sicher, dass Dr. Finch reale Sätze produziert. Ich erkenne die Mechanik dahinter, aber ich verstehe nicht, was sie mir sagt. Für einen kurzen Moment sehe ich ihren Kopf auf einer Druckerpresse rattern, mit Druckerschwärze überall auf ihren Zähnen.

*Was ist der intendierte Effekt von Zischlauten?*

»Hast du eine Strategie?«, höre ich durch die stickige, verbrauchte Luft zu mir dringen, »wenn du wieder verwundbarer für deine Rituale wirst und nicht länger zu unseren Sitzungen kommst, wirst du …«

Und so weiter und so weiter und noch mehr von diesem grässlichen Rauschen.

»Dr. Finch, es ist mir egal. Das haben Sie mir schon einmal gesagt.«

Sie wirkt getroffen, aber es stimmt. Ich bin nicht hergekommen, um mir eine Predigt anzuhören. Ich weiß alles, was ich wissen muss. Ich bin hergekommen, weil ich sie gernhabe, weil ich möchte, dass sie meine Freundin ist, und weil sie, meine einzige Bekannte – ist das das richtige Wort? –, die nicht ihr gesamtes Leben vor mir ausbreiten will, die Einzige ist, über die ich wirklich alles wissen wollte.

Ich beende die Sitzung, indem ich ihr sage, dass ich jetzt gehen muss, auch wenn es nicht stimmt. (Den ganzen restlichen Tag lang mache ich mir Gedanken wegen dieser Lüge, aber es ist besser, als auch nur eine Minute länger dort zu bleiben.)

»Okay«, sagt sie. »Bist du sicher, dass du nicht noch etwas

anderes besprechen möchtest? Wirst du in Kontakt bleiben, auch wenn du nicht mehr herkommst? Du weißt, dass das möglich ist, nicht wahr?«

Ich schließe die Augen und denke über meine nächsten Worte nach. Ich höre ihre Schritte durch den Raum gehen und weiß, dass sie hinter meinem Stuhl steht. Sie beugt sich hinunter, legt die Arme um meine Schultern, und ich spüre, wie ihr Haar über meine Wange gleitet; es kitzelt wie flüchtige Sonnenstrahlen im Januar. Ich öffne die Augen. Sie sitzt in ihrem Stuhl und sieht mich mit hochgezogener Braue über ihre Unterlagen hinweg an.

»Vielleicht«, sage ich.

Wir verlassen ihr Büro und gehen über den Korridor, in dessen Geruch nach frischer Farbe ich sicherlich ertrinken werde, falls einem die wichtigsten Momente im Leben in den letzten Sekunden vor dem Tod tatsächlich noch einmal durch den Kopf gehen. Sie sieht mich an.

»Es fühlt sich an, als würdest du niemals zurückkommen«, sagt sie leise.

Es ist ein Hoffnungsschimmer, und ich klammere mich daran fest. Ist es möglich, dass sie mich vermissen wird?

»Na dann, lebe wohl«, sagt sie.

Ich gehe hinaus zu meinem Taxi. Der Fahrer tritt seine Zigarette mit einem orthopädisch aussehenden Schuh aus, grunzt und nickt. »Tschüss«, sage ich, ohne mich noch einmal umzudrehen.

Es wird so etwas wie eine Trauerperiode geben müssen. Ohne sie ist alles dunkel. Es ist wie ein Negativbild von ihrem Büro.

Und wie genau sehen meine Augen andere Menschen?

Sie ist überall. Sie ist der Rücken der großen, dünnen Frauen, die gertenschlank und zugleich ein wenig unterernährt aussehen. Sie ist die Frau, die auf der anderen Seite des Parks auf der Bank sitzt und deren Haare wie ein Windanzeiger am Segelmast nach hinten flattern. Sie ist jede Frau mit hellen Haaren, jede Frau mit blaugrauen Augen, jede, die zu kompromisslos liberal ist, um Make-up zu tragen, und jede, die mir jemals einen freundlichen Blick geschenkt hat. Ich überquere Straßen, um diesen Menschen näher zu sein. Ich möchte etwas zu ihnen sagen, aber ich habe keine Ahnung, was das sein könnte und nicht komplett verrückt klingen würde.

An diesem Abend sehe ich ihr Gesicht in den Bergen und Tälern einer Wolke, also klettere ich auf das Dach, um ihr näher zu sein.

Jetzt liege ich mit Fieber im Bett.

Wie genau bin ich vom Dach wieder runtergekommen? Am Ende meines Bettes sehe ich einen riesigen schwarzen Gummistiefel auf und ab tippen. Worte auf Hunderten von Papierbändern schlängeln sich aus ihm heraus wie Dampf aus einem Kessel. Ich versuche sie zu fangen, und sie stürzen zurück in den Stiefel. Sie sind so flink, dass sie mich an Fischschwärme erinnern, die ganz gelassen wirken, bis man versucht sie zu berühren. Ich habe das Gefühl, sie wollen mich ärgern. Aber ich bin fest entschlossen; ich werde eins von ihnen fangen. Und ich fange auch eins, aber es zerfällt zwischen meinen siebenden Fingern und purzelt zurück in den Stiefel. Doch die Wörter sind zurückgeblieben und hängen nun wie auf Nebel gedruckt in der Luft.

Sie schimmern in frischer schwarzer Farbe, und ich lese sie.

*Wir leben im Zeitalter des Copy-and-paste.*

Nun, da ich diese Worte gehört habe, kann ich sie nicht mehr vergessen. Ich wünschte, ich hätte sie nie gesehen. Ich lege mich wieder hin, aber das Zimmer dreht sich, und die Worte sind da und gehen nicht fort. Ich wünschte, ich hätte sie nie gesehen. Dieser Satz verfolgt mich.

*Wir leben im Zeitalter des Copy-and-paste wir leben im Zeitalter des Copy-and-paste wir leben im Zeitalter …*

# 17
# Thailand

Ich bin achtzehn. Die Schule ist vorbei, und ich stelle meinen Studienplatz am Trinity College in Dublin für ein Jahr zurück, um zu reisen. Um das Geld dafür zusammenzubekommen, habe ich ein Trimester lang in einem Kindergarten gearbeitet, Münder gewaschen, Hände abgeputzt und mit Fingerfarbe gemalt. Ich habe sehr viel Zeit damit verbracht, Kinder zu fotografieren, denn wir müssen Bilder von ihnen bei so ziemlich jeder kleinsten Tätigkeit machen, die dann in ihren Akten abgelegt werden, um ihre Fortschritte zu dokumentieren, die jederzeit von den Inspektoren des faschistischen Ofsted, dem »Office for Standards in Education, Children's Services and Skills«, eingesehen werden können:

Hier wäscht Timmy sich zum ersten Mal allein die Hände!

Unten – Timmy im Gruppenspiel mit seinen Freunden Ben und Jack. Sie spielen Banker!

Oben – Timmy drückt seinen Daumen in Lehm, um eine Diwali-Kerze zu formen. Wir lernen etwas über andere Kulturen!

Letzte Woche habe ich die Digitalkamera des Kindergartens in meine Kitteltasche gesteckt, damit sie nicht nass wurde, als ich den Kindern dabei half, Farbe von ihren Händen zu waschen. Ich vergaß die Kamera und erinnerte mich erst wieder daran, als ich zu Hause den Kittel auszog. Aus Gründen des Kinderschutzes ist es absolut verboten, dass die Kamera den Kindergarten verlässt. Doch da stand ich nun in meiner Küche mit dem belastenden Material in der Hand.

Mir wurde klar: Ich habe sehr viel Zeit damit verbracht, Fotos von Kindern zu machen.

In dieser Nacht tat ich kein Auge zu. Gegen 5.30 Uhr übergab ich mich aus Angst vor den rechtlichen Konsequenzen, die mir ohne Zweifel bevorstanden.

Ich spielte mit dem Gedanken, die Kamera in einen Müllcontainer zu werfen und ein Taxi zum Flughafen zu nehmen, doch davonzulaufen wirkt immer verdächtig, also ging ich ganz normal zur Arbeit, und alles war, wie es sein sollte. Die anderen Erzieher und Mitarbeiter liefen geschäftig umher, bauten Staffeleien für den Tag auf und deckten Tische mit Zeitungspapier ab. Ich legte die Kamera sorgfältig zurück in ihre Schublade. Gegen Mittag, als noch immer niemand etwas gesagt hatte und alle sich völlig normal verhielten, wagte ich zu glauben, dass es niemandem aufgefallen war.

»Ist die Situation mit der Kamera im wahren Leben zu einem ernsten Problem geworden oder nur in deinem Kopf?«, würde Dr. Finch fragen, wenn sie jetzt hier wäre. »Denkst du möglicherweise, dass es Sinn machen könnte, deine Medikation wieder zu erhöhen?«

Nein, denke ich nicht.

In den letzten Monaten hatte ich die Dosis langsam immer weiter gesenkt. Ich bin nur noch eine Dosis davon entfernt, endgültig davon loszukommen. Ja, meine Listen werden schlimmer, aber meine Reise wird alle Probleme lösen; vielleicht kann ich diesen Kampf allein austragen.

Ich habe mich als Freiwillige in einem Kinderheim in Thailand gemeldet. Ich werde eine Zwei-Wochen-Ration an Tabletten mitnehmen. Wenn ich die letzte Tablette genommen habe, ist die Absetzung meiner Medikation abgeschlossen.

Pim, einer der Betreuer des Kinderheims, holt mich mit einem Pick-up am Flughafen in Phuket ab. Pim ist gigantisch und rund, mit warmen Augen und einer platten, verschwitzten Nase. Er trägt ein knallrotes T-Shirt, das aussieht, als könnte es auch als Zelt dienen. Wir verlassen das Zentrum von Phuket und donnern über eine Schotterstraße, und Pim singt während der gesamten Fahrt – denn wie es scheint, wird er bald ein berühmter thailändischer Rockstar sein.

Als wir ankommen, stehen wir auf einem sandigen Hof, von dem einzelne Hütten abgehen. Pim trägt meine Tasche in meine Hütte und schnippt einen Gecko von dem schmiedeeisernen Bett und aus der Tür. Ich sehe eine rotbraune Pfote unter dem Bett hervorlugen und beuge mich hinunter, um einen genaueren Blick zu riskieren. Eine dreibeinige Katze blickt zurück. Pim sagt mir, ich solle mich »bitte schön erfrischen und umsehen«.

Die Kinder werden erst in ein paar Stunden von der Schule zurückkehren. Die anderen Hütten sind genauso groß wie meine, haben jedoch keine Betten, sondern nur jede Menge schmutzige Matratzen auf dem Boden verteilt. Haben sie mir ihr einziges Bett gegeben? Bin ich die Einzige, die ein eigenes Zimmer hat? **EI**NZIGES BETT UND EIGENES ZIMMER addiert sich zu meiner Liste.

Ich sollte mich gegen diese Listen wehren, damit das Reisen mir helfen kann, gesund zu werden, aber ich möchte einen klaren Kopf haben, wenn die Kinder zurückkommen. Also beschließe ich, das durchzugehen, was sich bisher angesammelt hat, und erst dann mit dem Keine-Listen-Gebot zu starten. Nur ein einziges Mal noch: Es wird das letzte Mal sein. Wirklich.

Ich höre, wie ein Wagen auf den Hof fährt. Dann ertönen Stimmen. Kinder kommen in meine Hütte gelaufen. Die dreibeinige Katze springt unter dem Bett hervor und aus dem Fenster.

»Pee Antan!«, kreischen sie. »Pee Antan!«

Ich erinnere mich vage daran, dass Pim gesagt hat, ich bekomme einen neuen Namen, der »Schwester Blume« bedeutet.

Sie umringen mich, zupfen an meiner Kleidung, meinen Armen – alles, was sie in die Finger bekommen. Ein Mädchen ist auf mein Bett gesprungen, damit sie größer ist als ich, und fängt an, meine Haare zu flechten.

Sie alle reden so schnell auf mich ein, dass ich keine einzelnen Stimmen heraushören kann. Ich habe ein paar wichtige Sätze aus meinem *Lernen-Sie-Thai*-Buch geübt, aber die verflüchtigen sich gerade in dem Moment, wenn ich sie brauche.

Also wiederhole ich einfach die Laute, die die Kinder machen. Sie finden es so witzig, dass es sie überhaupt nicht stört, dass ich sie nicht verstehe. Sie reihen sich auf, zeigen auf sich selbst und bemühen sich, ihren eigenen Namen lauter zu sagen als alle anderen: Mook, Um, Cindy, Sea, Ka, Fah, Pupe, Ocean, Sun, Ali, Bim, Boom …

Das Abendessen wird von einer freundlich, aber müde wirkenden Frau namens Kamon unter freiem Himmel serviert. Fliegen landen auf dem Reis mit Curry und reiben ihre Vorderbeine aneinander.

Ich habe mir die Küche vorher angesehen. Die Oberflächen wirkten auf den ersten Blick sauber, aber bisher habe ich noch keine Reinigungsmittel zu Gesicht bekommen. Kamon hat sich vor dem Kochen sicherlich die Hände gewaschen, aber die Seife ist eine von diesen nicht wirklich vertrauenerweckenden weißen Blöcken mit braunen Flecken in den Rillen.

Ich nehme die Portion, die man mir auf mein Metalltablett geschaufelt hat, und setze mich zu den eineiigen Zwillingen Bim und Boom. Während ich mein Essen hin und her schiebe, beschließe ich, dass ich kurzfristig krank werden kann.

Ich müsste mit all den üblichen Konsequenzen wie Erbrechen und der Sorge, ich könnte abstoßend sein, umgehen, aber das ist machbar. Viel problematischer wäre es, langfristig krank zu werden:

> Viele Menschen erkranken an Bandwürmern, wenn sie Speisen oder Wasser zu sich nehmen, die Spuren von kontaminiertem Kot enthalten.

»Schmeckt nicht?«, fragt die elfjährige Pupe, die von der Gruppe am besten Englisch spricht und mich bereits gefragt hat, ob ich ihr neue Wörter beibringen kann. »Iss!«

Ich wäge ab, ob ich mich schlechter fühle, wenn ich einen kulturellen Fauxpas begehe, indem ich erkläre, dass ich nicht möchte, oder ob ich einfach esse und mir hinterher Sorgen mache, mir eine entsetzliche tropische Krankheit eingefangen zu haben.

Ich zwinge mich zu ein paar Mundvoll. Pupe strahlt.

Als Pupe, Bim und Boom fertig sind, nehmen sie ihre Tabletts und tragen sie nach hinten in die Küche, wo eine große Schüssel mit Wasser steht, das vermutlich einmal warm und seifig gewesen ist, jetzt aber nur noch lauwarm und braun ist von den Essensresten. Reis, Tomaten und Hühnchenstücke schwimmen darin. Die Currysauce klumpt an der Oberfläche und hinterlässt einen öligen Film.

Sie tunken ihr Besteck und ihre Schüsseln in die Brühe, ziehen sie wieder heraus, schütteln sie ab und legen sie neben die Schüssel. Das war's. Abspülen erledigt. Sie gestikulieren mir, dasselbe zu tun.

Sie lacht hämisch: *Wirst du krank? Oder bist du bloß ein zu Tode erschrockenes kleines Mädchen aus dem Westen? Was ist schlimmer?*

Oh! Ihre Stimme trifft mich völlig unerwartet; ich habe Angst, mein Tablett fallen zu lassen, und umklammere es so fest, dass mein Daumennagel leuchtend pink anläuft von dem Blut, das darunter pulsiert.

Seit Monaten habe ich sie nicht mehr gehört.

Es ist schon seltsam – all die Wochen, in denen ich mich nach dieser Stimme gesehnt habe, und nun, da ich sie höre, erfüllt sie mich mit Angst.

*Verschwinde*, sage ich.

Nichts.

Ich zittere in der thailändischen Hitze.

Nach dem Abendessen spiele ich mit etwa zwanzig Jungen und Mädchen Fußball, als Pim mich zur Seite nimmt.

»Neun Uhr. Zeit für Duschen. Die Großen machen selbst. Du wäschst die Kleinen. Vergiss nicht zwischen die Beinen.« Pim lacht, greift sich in den Schritt und tut so, als würde er sich einseifen, um es noch einmal zu verdeutlichen. »Dusche auf Thai ist *abnam*.« Und damit verschwindet er wieder.

Ich stehe am Rand des Spielfelds, die Panik steigt. Was genau bedeutet klein? Was, wenn ich eins der Kinder wasche, das absolut in der Lage ist, sich selbst zu waschen? Dann sähe es so aus, als würde ich es nur zu meinem persönlichen Vergnügen waschen. Erwartet man wirklich von mir, ihre Genitalien zu schrubben?

»Abnam!«, rufe ich und hoffe, dass niemand das Zittern in meiner Stimme bemerkt. Die älter aussehenden Kinder laufen zu ihren Hütten, also gehe ich davon aus, dass sie diejenigen sind, die sich allein waschen können.

Die anderen Kinder reihen sich vor dem Duschraum auf und schauen mich erwartungsvoll an.

Die erste in der Schlange, Cindy, schlüpft aus ihrem T-Shirt und ihrer Hose und hüpft in den Duschraum. Sie nimmt einen gelben Schwamm, der an der Seite liegt, und taucht ihn in einen Eimer Wasser, bevor sie ihn mir reicht. Dann blickt sie mich voller Erwartung an.

Ich sage zu mir selbst:

*Am Ende ist alles erledigt.*
*Am Ende ist alles erledigt.*
*Am Ende ist alles erledigt.*

Ich sitze mit untergeschlagenen Beinen auf meinem Bett und mache mir Sorgen, ich könnte Hepatitis haben, weil ich mir gerade einen Moskitostich aufgekratzt habe und er angefangen hat zu bluten.

Die sechsjährige Sea, die Jüngste im Heim, kommt in meine Hütte gestürmt. Sie ist im Schlafanzug und hat eine Decke unter dem Arm.

»Heute Nacht hier schlafen«, sagt sie und zeigt auf mein Bett.

Ich lache nervös. Michael Jackson poltert in meine Gedanken; ich kann nicht zulassen, dass Kinder in meinem Bett schlafen.

Ich höre Pim draußen auf dem Hof mit Fah reden.

»Pim!«, rufe ich. »Pim!«

Er schiebt seinen Kopf durch meine Tür.

»Pee Antan?«

»Ja, Pim, könntest du Sea erklären, dass sie nicht in meinem Bett schlafen darf?«

»Warum darf nicht in Bett schlafen?«

»Na ja, denkst du nicht, das wäre ein bisschen, ähm, unprofessionell?«

»Warum sagst du die Wort: unprofessionell?«

»Könntest du ihr einfach sagen, dass sie nicht darf?«

»Warum darf nicht?«

O Himmel.

»Ich bin nur … ähm … In England … ähm …«

Pim sieht mich erwartungsvoll an. Ist er wirklich so unschuldig?

»Ich sehe kein Problem.« Er zuckt mit den Achseln und marschiert davon.

Und so liege ich bald darauf in meinem Bett und versuche zu schlafen, während ein sechsjähriges Mädchen sich an mich kuschelt, mit meinen Haaren spielt und mir alle zwei Sekunden »Pee Antan?« ins Ohr flüstert. Ich versuche ruhig zu bleiben, aber ich habe Angst, dass das alles irgendein kranker Test ist.

Was, wenn es so etwas wie eine Zwangsstörung gar nicht gibt? Was, wenn Dr. Finch, nachdem ich ihr von meiner zwanghaften Angst erzählt habe, andere Menschen könnten mich für pervers halten, mir nur gesagt hat, ich sei krank, um Zeit zu gewinnen und mich bei der Polizei anzuzeigen? Was, wenn all das – die Duschen, die Kinder, die meine Hand gehalten haben, Sea, die in mein Bett gekrabbelt ist – nur ein Test ist und ich die ganze Zeit gefilmt werde und die Beweise vor Gericht gegen mich verwendet werden, sobald ich wieder zu Hause bin?

Aber wie kann es eine Falle sein, wenn ich selbst beschlossen habe herzukommen?

Es sei denn, man hat mich einer Gehirnwäsche unterzogen.

Ich liege noch stundenlang wach, und ehe ich mich's versehe, kitzelt Sea meine Füße und ruft: »Frühstück!«

Wenn die Kinder in der Schule sind, herrscht im Heim eine bizarre Stille. Ich wasche die Schuluniformen in einer dieser Waschmaschinen aus den Zwanzigerjahren, die aussehen wie ein großes offenes Fass.

Ali, der letzte Woche von jemandem im Kinderheim abgesetzt wurde, der anschließend mit einem Motorrad davongeprescht ist, hilft mir. Ali ist nie zur Schule gegangen, und die örtliche Schule nimmt ihn erst auf, wenn er bestimmte Standards erfüllt. Meine Aufgabe in den nächsten Wochen wird es sein, ihn zu unterrichten, während die Kinder in der Schule sind. Er ist jetzt zwölf, kann aber nicht einmal bis zehn zählen.

Ich untersuche jedes Kleidungsstück sorgfältig, bevor ich es auf die Leine hänge. Wonach genau ich eigentlich suche, weiß ich nicht, aber ich habe so ein Gefühl, als hätte ich ein paar von den sterilen Nadeln aus meinem Erste-Hilfe-Kasten in die Waschmaschine fallen lassen.

Dr. Finch hat mir das Prinzip der kognitiven Dissonanz erklärt, was bedeutet, dass ein Mensch zwei widersprüchliche Gedanken hat wie: »Ich weiß, dass ich die Nadeln nicht herausgenommen habe« und »Meine Nadeln könnten in die Wäsche geraten sein«.

Dem Ganzen einen hübschen Namen zu geben macht es nicht weniger schrecklich. Sorgfältig streiche ich mit den Händen über ein winziges, ausgeblichenes orangefarbenes T-Shirt, und Ali sieht mir interessiert dabei zu. Er fragt sich vermutlich, was zum Teufel ich da mache. Ich möchte ihm keinen Schrecken einjagen, und so reiße ich mich zusammen und versuche, nicht länger jedes einzelne Kleidungsstück abzutasten.

Als wir fertig sind, gehen wir hinüber an den kleinen Tisch, der mitten im Hof steht, und ich lege Spielsteine, Würfel und ein paar nummerierte Karten aus. Pim kommt herüber und erklärt mir, ich dürfe »hart, aber nicht brutal« sein. Als Ali sich weigert, sich hinzusetzen, hebt Pim ihn an den Beinen nach oben, kneift ihm in den Hintern und schiebt Alis Kopf in seine Achselhöhle, während er auf Thai bis zehn zählt. Ich kann mir nicht vorstellen, dass Pims Achselhöhle ein besonders angenehmer Ort ist, und gehe davon aus, dass Pim mir damit sagen will, ich kann Ali im Grunde so maßregeln, wie ich möchte, solange er nicht stirbt.

Ich halte mich an meine drei Wörter umfassende Ermunterung auf Thai: »Ja jom pä«, was so viel bedeutet wie »Gib nicht auf«. Es ist auch ziemlich effektiv, bis Alis Konzentration nachlässt und er versucht, die Spielsteine zu essen. Dann schiebt er meine Schreibutensilien in seine Hose, und ich kann nur noch daran denken, dass ich Aids bekommen werde, weil Alis Genitalien über meine Stifte rubbeln. Wenn ich dafür nicht ins Gefängnis komme, dann weiß ich auch nicht.

Als die Kinder von der Schule kommen, bearbeiten wir ein Stück Land, aus dem ein Gemüsebeet werden soll. Das Kinderheim möchte einen Teil seiner Lebensmittel selbst anbauen und so finanziell unabhängiger werden. Aber das, was wir da rausziehen, sind keine gewöhnlichen Unkräuter, bei diesem Zeug hier würde selbst Fernsehgärtner Monty Don sich vor Angst in die Hosen machen. Das Zeug ist mehr als hüfthoch, und seine Wurzeln krallen sich in Klumpen aus nasser Erde, die so groß sind wie ein menschlicher Schädel. Riesige Spinnen und fette Schnecken fallen uns auf die Füße.

Wir machen das zwei Stunden lang. Ich trage meinen Bikini; die Kinder haben sich bis auf die Unterwäsche ausgezogen. Der Matsch trocknet auf unserer Haut, und er ist überall, sodass wir alle die gleiche Farbe haben.

Nicht, dass ich die Körper der anderen ansehen würde. Ich sehe die Körper der anderen nicht an.

Anschließend gehe ich mit den Kindern zum Fluss, der am Kinderheim vorbeifließt, um mich zu waschen und abzukühlen.

Ein Moskitostich an meinem Bein ist ganz schwarz und entzündet. Wenn ich vorsichtig mit dem Finger darauf drücke, läuft eine grüne Flüssigkeit heraus. Röte kriecht mein Bein hinauf, und ich habe nur noch wenige Stunden zu leben. Ich hätte niemals in diesen Fluss steigen sollen.

»Wenn ihr eine Wunde habt, die entzündet aussieht, und seht, wie rote Linien sich in Richtung eures Herzens ziehen«, hat Mrs Nelson im Biologieunterricht gesagt, »dann müsst ihr sofort zum Arzt gehen, denn dann habt ihr möglicherweise eine ernsthafte Blutvergiftung, und die kann TÖDLICH sein.«

Ich zeige es Pim, der ernst nickt und meine schlimmsten Befürchtungen bestätigt: »Musst Doktor.«

Pim verschwindet, und wenige Minuten später höre ich einen Motor starten und jemanden hupen. Pim sitzt auf einem Mofa und klopft auf den zerrissenen Ledersitz hinter sich, um mir zu sagen, dass ich aufsteigen soll.

Es ist schwierig in Worte zu fassen, wie absolut gar nicht ich hinter Pim auf dieses Mofa steigen möchte.

Aber ebenso wenig möchte ich an einer Blutvergiftung sterben.

Pim nimmt meine Arme und legt sie um seinen Bauch. Sein feuchtes T-Shirt klebt an meiner Haut. Wir fahren über die Schotterpiste in die Richtung, aus der ich vor vielen Wochen gekommen bin. Der Wind peitscht um meinen Körper – ich hatte ganz vergessen, wie sich Kühle anfühlt. Eine Gänsehaut kriecht über meine nackten Arme. Was, wenn Pim denkt, ich sei sexuell erregt, weil ich meine Arme um ihn gelegt habe?

Wird er das auf seine Liste meiner sexuellen Vergehen setzen, die er an denjenigen weiterleitet, wer auch immer sich dieses kranke Spiel ausgedacht hat?

Wir fahren etwa dreißig Minuten, bevor wir vor einem kleinen Haus anhalten.

Drinnen übersetzt Pim für den Arzt, einen kleinen Mann in einem schmutzigen weißen Kittel. Offenbar muss der infizierte Stich komplett entfernt werden, was beinhaltet, einen kleinen Teil meines Beins mit einem Skalpell herauszunehmen. Es ist wichtig, es schnell zu machen, denn die Infektion kriecht bereits mein Bein hinauf. Der Doktor wird mir eine Spritze mit Betäubungsmittel geben, sodass ich nichts spüren werde.

Ich habe die Wahl: an einem Moskitobiss zu sterben oder an einer Infektion, die ich mir bei dieser schmutzigen Operation zuziehen werde. Erinnert ihr euch an das Mädchen, das sich in Thailand ein Tattoo hat stechen lassen und sich an der Nadel mit HIV infiziert hat?

Ich schon.

Ich habe sterile Nadeln in meinem Erste-Hilfe-Set mitgebracht, die ich nun herausnehmen und benutzen könnte, aber irgendwie erscheinen sie mir schmutzig, bloß weil sie hier sind. Ich sage, ich möchte keine Betäubung. Der Arzt protestiert, schüttelt den Kopf und wedelt mit den Händen.

»Wird schlimm wehtun«, übersetzt Pim. »Doktor sagt, nicht mal starker Mann kann Schmerzen aushalten.«

Aber ich bleibe dabei. Ein Skalpell ist schon schlimm genug. Das ist mein Limit. Weiter kann ich unmöglich gehen. Keine Spritze wird meine Venen berühren. In meinem Erste-Hilfe-Set befindet sich ein kleines, unbenutztes Skalpell. Ich sage Pim, er soll dafür sorgen, dass der Arzt sich vor meinen Augen die Hände wäscht. Der kleine Mann kommt meinem Wunsch nach, und ich nehme das Skalpell aus seiner sterilen Verpackung und reiche es ihm mit zitternden Händen.

Ich lege mich auf die Liege.

»Na dann, los«, sage ich.

Heute ist Samstag, und wir sind auf einem Fest in der nächstgelegenen Stadt.

In England bedeuten große Ausflüge mit Kindern im Vorhinein festgelegte Treffpunkte, Notfallmaßnahmen und Risikobewertung. Hier marschieren Pim und Kamon los, um das Abendessen zu besorgen, und rufen über die Schulter: »Pee Antan, pass auf Kinder auf!«

Ich möchte rufen: »Wann und wo sollen wir uns treffen? Und ist eins der Kinder allergisch gegen Erdnüsse oder hat einen EpiPen?«

Doch bevor ich irgendetwas sagen kann, sind schon acht der zwanzig Kinder in meiner Obhut in der Menge verschwunden. Mist. Wenn sie entführt werden, ist es dann meine Schuld?

Ich muss unbedingt auf meiner Liste notieren, dass es verantwortungslos ist, ein paar der Kinder davonlaufen zu lassen, aber ich konzentriere mich darauf, nicht noch mehr zu verlieren.

»Keine Angst!«, sagt Bim und sieht mich an. »Keine Angst!«

Sie nimmt mich an die Hand

(**H**AND HALTEN: *Ein junges Mädchen hat meine Hand gehalten, und ich habe es nicht verhindert.*)

und führt mich an den Selbstbedienungsstand.

Mook, Cindy, Bim, Boom und Fah füllen braune Papiertüten mit Schichten und noch mehr Schichten kandierter Maden, karamellisierter Spinnen und Hirschkäfer am Spieß. Sie versuchen mich zu überreden, eine gezuckerte Heuschrecke zu probieren. Riskiere ich einen kulturellen Affront, oder habe ich lieber einen schmutzigen Mund? Mittlerweile fällt mir die Entscheidung leicht. Heuschrecken. Jederzeit.

»Mund auf!«, befiehlt Boom.

Ich strecke die Zunge raus, und Cindy legt mir eins dieser Tiere darauf.

Ich spüre, wie ihr zuckriger Körper auf meiner Zunge prickelt und sich dann auflöst, wie ihre Beine gegen meine Zähne knacken.

»Gut?«, fragt Bim. »Gut?«

Kultureller Affront oder Lüge? Lüge. Jederzeit.

»Köstlich!«

Nach etwa einer Stunde stolpern wir irgendwie am Autoskooter über den Rest der Gruppe. Der Markt ist gigantisch, wir müssen wahnsinniges Glück gehabt haben. Vielleicht habe ich doch nichts Unverantwortliches getan. Vielleicht gab es einfach einen größeren Plan, den ich nicht kannte. Dann tauchen auch Kamon und Pim auf.

Pim zählt die Kinder und klopft mir auf den Rücken. »Gut gemacht, Pee Antan! Gut gemacht!«

Meine Zeit in Thailand ist zu Ende, und auf dem Weg zum Flughafen frage ich mich, wie lange mein Körper wohl brauchen wird, um zusammenzubrechen, nach allem, womit ich mich hier kontaminiert habe.

Sea, Bim, Boom, Mook, Pupe und Ali wollten mitkommen, um mich zu verabschieden, und so sitzen sie gemeinsam mit mir hinten auf der Ladefläche des Pick-ups.

Ich sehe mich selbst schon auf der Titelseite der Zeitungen im Zeitschriftenladen von Heathrow, für immer archiviert inmitten all der glatzköpfigen Fünfzigjährigen mit klaren Fliegerbrillen, die den Hauptanteil der Pädophilen-Gemeinde auszumachen scheinen. Ich stelle mir vor, wie es sich wohl anfühlen wird, wenn sie mich in Handschellen abführen und Fremde auf mich spucken.

Das Positive ist: Ali kann bis hundert zählen, kennt das Alphabet und eine Reihe halbwegs nützlicher Wörter auf Englisch. Er ist an der Schule angenommen worden.

Die Fahrt dauert etwa zwei Stunden.

Die Kinder schließen mich in ihre Arme, und zum ersten Mal fühle ich mich entspannt, denn Menschen zum Abschied zu umarmen, die man schon eine Weile kennt, gehört zum gesellschaftlichen Protokoll.

Man kann mir nichts vorwerfen.

Nach wenigen Minuten des Abschieds klettern die Kinder wieder hinten auf den Pick-up, und Pim schüttelt mir die Hand, bevor er die Tür zuknallt. Dann fahren sie los. Die kleine Sea weint, und Bim nimmt sie in den Arm. Ich höre Pupe noch rufen: »H-A-M-B-U-R-G-E-R – HAMBURGER!« und »A-U-F W-I-E-D-E-R-S-E-H-E-N – AUF WIEDERSEHEN!«

Sie winken und werden kleiner und kleiner. Ich schaue ihnen nach, bis ich sie nicht mehr sehen kann, und frage mich, wie hilfreich es für ein Kind irgendwo in Thailand in einem einsamen Dorf ist, auf Englisch einen Hamburger bestellen zu können. Dann hole ich das Desinfektionsmittel aus meinem Rucksack und töte die Bazillen von Pims Handschlag.

Als ich in Heathrow ankomme, stelle ich überrascht fest, dass dort kein Einsatzkommando der Polizei darauf wartet, mir meine Rechte zu zitieren. Nur Mum und ihr Verlobter Oliver stehen jubelnd in der Ankunftshalle und sagen, wie gut ich aussehe.

# 18
# Dublin

Ich entschließe mich, wieder Tabletten zu nehmen, um die Zwangsgedanken loszuwerden, was bedeutet, dass ich wieder ein paar Sitzungen bei Dr. Finch habe. Zwischen uns herrscht eine gewisse Spannung. Schweigend gehen wir über die Korridore, und in ihrem Büro sprechen wir rein strategisch miteinander.

Aber ich werde aufs College gehen, und alles wird gut werden. Ich werde nicht in meine Rituale verfallen. Das hier ist ein neuer Anfang.

»Wie?«, fragt Dr. Finch.

»Es ist einfach so. Ich werde in ein anderes Land ziehen und ganz neu anfangen.«

»Aber wieso hat es dann in Thailand nicht funktioniert? Wir haben dich gerade wieder medikamentös eingestellt. Wir möchten, dass die Dinge für dich besser werden, richtig? Ich finde einfach, du solltest es dir noch einmal überlegen.«

»Das war anders«, erkläre ich ihr. »Ich bin die Dinge mit der falschen Einstellung angegangen und habe die kognitive Verhaltenstherapie, die wir gemacht haben, nicht richtig angewendet.«

Sie zieht eine Augenbraue hoch.

Mir egal.

Ich habe mein System optimiert, um die Effizienz zu steigern. Es gibt jetzt neun Kategorien, und eine schlechte Handlung fällt jeweils unter eine davon.

Was bedeutet, dass meine Listen nicht mehr hundert Buchstaben und mehr beinhalten. Zudem schreibe ich meine Vergehen jetzt auf, statt sie im Kopf mit mir herumzutragen. Das ist eine sichere Methode, denn so kann ich nichts verlieren. Da jemand meine Listen finden könnte, wenn ich sie auf Papier schreibe, habe ich mich entschlossen, sie in den Notizen meines passwortgeschützten iPhones zu notieren. Wenn ich ein Ritual beendet habe, mache ich immer noch die Bewegungen und wiederhole meine Mottos. Dann erreiche ich den Zustand des Blank Slate, wie früher, und alles beginnt wieder von vorn, sobald ich etwas falsch mache.

Die Kategorien lauten:

*KÖRPERFUNKTIONEN*
*LÜGEN*
*LANGWEILER/LOSER*
*PERVERS*
*IDIOTIN*
*GEMEIN/ZICKE*
*UNHÖFLICH*
*REICHE GÖRE*
*EGOISTISCH.*

Die Wohnheime des Trinity College liegen an der Dartry Road in Rathmines, eine Viertelstunde Fahrt vom Zentrum entfernt. Wir werden mit dem Bus vom Flughafen abgeholt und in nervösem Schweigen zu unseren Unterkünften gefahren. Instinktiv setze ich UNBEHAGLICH auf meine Liste als Strafe dafür, dass ich keine anregende Unterhaltung begonnen habe. Ich schiebe es in die Kategorie *LANGWEILER/LOSER*, bevor ich mir in Gedanken eine Ohrfeige gebe.

*Lass es.*

*Lass es.*

*Lass es.*

Ich bin im Cunningham House untergebracht, dem ältesten Wohnheim im Block. In der Eingangshalle begegne ich einem Mädchen namens Aoife, die sagt, wenn ich Lust habe, soll ich »mal vorbeikommen« und »abhängen«. Sie wohnt im dritten Stock. Allein die Gegenwart einer zukünftigen lebensechten Freundin lässt mich überreagieren.

ÜBEREIFRIG, AUF IHREN BUSEN STARREN und MUNDGERUCH wuchern wie Unkraut in meinem Kopf, und obwohl ich äußerlich lächle, verknotet sich innerlich mein Magen.

Als ich Aoife abgeschüttelt habe, mache ich mich auf den Weg zu meinem Zimmer am Ende eines Korridors in der zweiten Etage. Ich verriegle die Tür und lasse meine Koffer aus den geballten Fäusten fallen. Ich lege mich aufs Bett, sortiere die Wörter, die in meinem Kopf aufgeleuchtet haben, in die entsprechenden Kategorien und tippe sie in mein iPhone.

Die Küche ist etwa zehn Meter von meinem Zimmer entfernt, aber durch die papierdünnen Wände höre ich Stimmen und Gelächter aus dem Korridor. Meine neuen Freunde sind angekommen. Ich gehe in Richtung der Stimmen, ohne ein neues Wort zu generieren, drücke die mit abblätternder oranger Farbe gestrichene Tür auf, und die Unterhaltung kommt zum Erliegen. Sechs Köpfe drehen sich erwartungsvoll in meine Richtung. Es riecht nach Pizza und Füßen.

»Hi! Ich bin Lily!«, sage ich mit einem breiten Lächeln und fühle mich wie der letzte *IDIOT*. Alle lächeln zurück.

»Nimm dir einen Stuhl!«, sagt ein großes gertenschlankes Mädchen mit langen roten Haaren. Keela.

»Woher kommst du? Nicht aus Irland, oder?!« Die Frage

kommt von einem Mädchen auf der anderen Seite des Tisches, das eine Haarsträhne um ihren Finger wickelt.

»Haha! Erwischt! Ich komme aus London.«

»Erwischt«, das klingt ja so was von nach *REICHER GÖRE*.

»Ooooooh. London!«, rufen sie im Chor.

Ich lächle auf – wie ich hoffe – angebrachte Art und Weise, setze mich auf einen grässlich quietschenden Plastikstuhl (bitte, lass sie nicht denken, ich würde pupsen) und versuche nicht allzu viel falsch zu machen.

Es funktioniert auch ganz gut, bis mein eher laues Verhalten einen ganzen Sturm an Wörtern in die *LANGWEILER*-Kategorie wirbeln lässt. Vielleicht sollte ich die Unterhaltung lenken und ihr Witz und Charme verleihen? Vielleicht sollte ich die Versammlung moderieren und – auf Kosten Hunderter neuer Wörter auf der Liste – ein wenig glänzen?

Ich versuche es.

Die erste Uniwoche dämmert grau und nieselig. Bisher habe ich vier neue Freundinnen gefunden: Molly, Deirdre, Nessa und Keela. Cunningham ist ein reines Mädchenwohnheim, aber der Jungen-Komplex liegt direkt neben unserem. Die Integration der Geschlechter ist ausschlaggebend für ein erfolgreiches Studentenleben im ersten Jahr, und so sind wir erleichtert, dass die Jungs keine Zeit verlieren und unsere Küche gleich am ersten Abend infiltrieren. Wir wärmen uns mit ein paar Trinkspielen auf, bei denen die Zahlen und Bilder eines Kartenspiels seltsame Bedeutungen erhalten. *König: Stell eine Regel auf! Neun: Sag einen Reim! Six is Dicks: Leert die Gläser, Jungs! Bube: Daumen auf den Tisch …*

Den ganzen Tag über habe ich mich einerseits bemüht, nicht langweilig zu sein, und mich gleichzeitig immer wieder davongestohlen, um die Wörter zu notieren, die ich generiert hatte. Im Moment komme ich nicht mit bei der Geschwindigkeit, mit der neue Wörter erscheinen, also tippe ich nur noch das Wort und gebe mir selbst das Versprechen, später eine vollständige Zusammenfassung zu schreiben.

Ich schaue auf die Uhr: 20 Uhr. Ich bin völlig erledigt. Vor mir warten eine Flasche Wodka und ein Plastikbecher. *Four is whores! Leert die Gläser, Mädels!* Jippie! Ich werfe den Kopf in den Nacken und trinke.

Der Bass dröhnt. Lichter blitzen. Ich liebe diese Leute. Diese Leute sind meine Freunde. Sie lieben mich ebenfalls. Ich bin akzeptiert. Diese Leute. Sind so wunderschön. Ich rieche nach Wodka, aber ich bin frei. Ich habe ein paar Tabletten genommen, und ich fliege. Ernsthaft – in meinem Bauch flattern Flügel. Das ist es. Genau hier. In diesem Club. Wir haben getanzt, und ich bin gegen Mollys Po gestoßen, aber das spielt keine Rolle. Ich bin nicht pervers, denn es war ein Unfall. Sie weiß das. Ich weiß das. Das bin ich. Das ist das Leben!

Am nächsten Morgen hängt mein Kopf über der Toilette und würgt. Ich bin nach zwei Stunden aufgewacht, den Magen voll Kotze. Mittlerweile ist es Mittag, und es hat immer noch nicht aufgehört. Ich bin nicht die Einzige. Zahlreiche Kotzknubbel umranden die Toilettenschüssel, und ich habe noch nicht einmal dazu beigetragen. Wenn die anderen sich ebenfalls übergeben, eliminiert das dann meine Ekelhaftigkeit?

Mich so zu betrinken, dass ich mich nicht mehr erinnern kann, resultiert in Blank Time, leerer Zeit. Aber es gibt ein paar besorgniserregende Auswirkungen. Endlose Situationen, die ich nicht protokolliert habe. Habe ich zwanghaft gelogen? Habe ich mich auf der Tanzfläche vollgeschissen? Vielleicht habe ich während einer betrunkenen Unterhaltung jemanden angespuckt?

E-Mail an Dr. Finch:

Hi, Dr. Finch,

ich teile mir mit sieben anderen Mädchen ein Bad und eine Küche und erlebe dieselben Probleme, die ich auch im Internat hatte. Ich habe ständig Angst, schmutzige Fingerabdrücke oder Hautzellen oder irgendetwas in der Küchenspüle oder auf dem Fußboden zu hinterlassen. Also sehe ich überall nach, obwohl ich mir nicht sicher bin, was genau ich eigentlich suche. Ich habe eine Fluse im Küchenschrank gefunden, die die gleiche Farbe hat wie mein Pullover, und ich habe gedacht: Gott sei Dank habe ich nachgesehen, so habe ich die Fluse gefunden und kann sie in den Abfall werfen, das war knapp, aber die Fluse ist nicht wirklich belastend, also fürchte ich, ich muss nach etwas anderem suchen.

Ich habe eine solche Angst, dass die Leute, mit denen ich zusammenwohne, denken könnten, ich tue schlimme Dinge, aber das ist ganz normal; also kann man nicht viel tun, fürchte ich.

Ich hoffe, es geht Ihnen gut
Lily

Dr. Finch fragt, was genau so schlimm daran wäre, einen Beweis meiner Anwesenheit zu hinterlassen? Alle anderen tun es auch und machen sich keine Gedanken darüber. Sich mit seiner Zwangsstörung auseinanderzusetzen bedeutet, Risiken einzugehen und herauszufinden, was genau passiert und ob es tatsächlich so schlimm ist wie befürchtet.

Sie unterschreibt ihre E-Mail mit »Rachel«.

Ein paar Tage später eilt mein Ruf mir bereits voraus. Ich bin eine Legende, hauptsächlich wegen der Dinge, die während der Blank Time passiert sind – Dinge, an die ich mich nicht erinnere.

»Hast du schon meine Freundin Lily aus England kennengelernt? Sie ist echt verrückt. Also, wirklich verrückt. Du solltest hören, was sie gestern Abend gemacht hat.«

Mit diesen Worten werde ich anderen üblicherweise vorgestellt. Der Himmel weiß, was sie hinter meinem Rücken über mich reden.

Die einzige Kategorie, die ich bewältigt habe, ist *LANGWEILER*. Alles andere ist schlimmer geworden. Jede Minute, die ich nicht mit Feiern verbringe, widme ich meinem Ritual. Ich bekomme etwa zwei Stunden Schlaf pro Nacht; oft gehe ich gar nicht erst ins Bett. Mir fehlt die Zeit.

Cola Light ist meine Waffe. Was nicht bedeutet, dass ich keine Zeit im Bett verbringe. Ich verbringe ganze Stunden am Tag dort. Die Leute lassen einen in Ruhe, wenn sie glauben, dass man schläft, was zu weniger menschlichem Kontakt und weniger Zeitaufwand für mein Ritual führt. So still wie möglich dazuliegen reduziert auch die Wörter.

Ich habe angefangen zu glauben, dass es in meinem Zimmer Kameras gibt. Im Moment muss es selbst unter *KÖRPERFUNKTIONEN* protokolliert werden, wenn ich mich nur am Arm kratze.

Wenn jemand in mein Zimmer kommt, bemühe ich mich verzweifelt, ihn oder sie so schnell wie möglich wieder hinauszubefördern, weil ich Sorge habe, es könnte im Raum stinken. Ich selbst rieche nichts, aber das bedeutet nicht, dass es nicht trotzdem stinkt. Ich verbringe Stunden damit, an meinen Bettlaken zu schnüffeln, meiner Kleidung, meinen Büchern und Ordnern auf der Suche nach Spuren von Gestank, Fingerabdrücken und alten Hautzellen. Ich habe Angst, dass es mein Körper ist, der stinkt, aber leider muss ich mich selbst überallhin mitnehmen.

Duschen und zur Toilette zu gehen ist eine wahre Mission. Ich habe beschlossen, so gut wie nichts mehr zu essen, um zu verhindern, dass ich auf einer Toilette, die ich mit anderen teile, »groß« machen muss. Ein weiterer Vorteil davon, möglichst nicht mehr zu essen, ist, dass ich weder mich noch andere vergiften kann und dass ich keine Fingerabdrücke oder Hautzellen in der Spüle, im Kühlschrank, am Herd oder an anderen Stellen hinterlassen kann, wo es unhygienisch wäre. Wenn die Hungerkrämpfe zu stark werden, esse ich eine Schüssel Haferflocken. In den entsetzlichen Fällen, in denen ich meinen Darm entleeren muss, gehe ich zu McDonald's, schäme mich zu Tode und hoffe, dass ich niemanden sehe, den ich kenne.

Es ist einfacher, in das Waschbecken auf meinem Zimmer zu urinieren und danach alles zu desinfizieren. Ich kümmere mich um alle Haare und auch alles andere (Haut, Nägel, alles) in der Gemeinschaftsdusche, die wir sieben uns teilen. Bei jedem Duschgang gibt es eine neue Welle kommunaler körperlicher Rückstände, die ich herauspicke und entsorge, damit niemand denkt, sie wären von mir.

Ich bin eine zwanghafte Lügnerin geworden. Wenn ich jemandem erzähle, dass ich vor einer Stunde das und das getan habe, und es tatsächlich eine Stunde und sechs Minuten her ist, bin ich eine Lügnerin. Wenn ich jemandem sage, dass ich in mein Zimmer gehe, um etwas zu holen, tatsächlich aber fliehe, um mein Ritual durchzuexerzieren, dann bin ich eine Lügnerin. Wenn ich zu Keela sage, dass Deirdre gefragt hat, wo sie ist, bevor ich mich erinnere, dass Deirdre tatsächlich gefragt hat: »Hast du Keela gesehen?«, bin ich eine Lügnerin.

Am College gibt es einen psychologischen Beratungsdienst, und so frage ich nach, ob jemand mir helfen kann.

Das Büro der Studentenseelsorge liegt ganz in der Nähe

vom Hauptcampus, nur ein paar Häuser neben der National Art Gallery. An dem vereinbarten Tag gehe ich auf das große Glasgebäude zu, das ich von der Internetseite wiedererkenne. Ich stemme mich gegen die Kälte, den Kragen hochgeklappt und den Schal dreimal um meinen Hals geschlungen.

Drinnen im dritten Stock heben pastellfarbene Möbel, Plastikpflanzen und eine aufmunternde Rezeptionistin meine Laune ein wenig. Doch dann entdecke ich eine Freundin von Keela im Wartezimmer. Augenblicklich schäme ich mich in Grund und Boden. Ihr Blick springt zu mir hoch und dann sofort wieder nach unten. Vielleicht empfindet sie das Gleiche?

Meine Beraterin ist Mitte dreißig, Gail, und hat einen wirren roten Haarschopf. Ich habe in den nächsten drei Wochen drei Termine bei ihr, in denen sie mich nach meiner Kindheit fragt, meiner Familie und meinem jetzigen Leben. Was genau empfinde ich am Studium als stressig?

Sie macht ziemlich oft »hmmmmm«. Sie sagt: »Mhm«, »Wie kommt's?« und »Wie haben Sie sich dabei gefühlt?« Ihre Spezialität ist Nicken.

Ich beantworte ihre Fragen, und sie reagiert gar nicht darauf.

»Wieso sprechen Sie nicht? Sie stellen mir, was, zehn Fragen pro Sitzung, und den Rest der Zeit nicken Sie bloß und sagen gar nichts.«

»So funktioniert die Psychotherapie. Ich versuche Ihnen den Raum zu geben, Ihre Gefühle zu verbalisieren, ohne Unterbrechungen oder zeitliche Einschränkungen. Schweigen ist nichts Negatives, sondern vielmehr ein wichtiges Fenster der Stille für Sie.«

»Nun, ich möchte nicht unhöflich sein. Sie sind sehr nett. Es ist nur … Es hilft mir nicht wirklich.«

»Mmmhmmm. Warum sagen Sie das?«

Das College ist eine halbe Stunde mit dem Rad von den Wohnheimen entfernt, also kaufe ich mir ein Fahrrad in der Hoffnung, dass es mich von meinen Ritualen befreit.

Leider ist das Rad ein nutzloser Therapeut; Blank Slate will sich einfach nicht einstellen. Stattdessen bedeutet die Fahrt mit dem Rad mehr Zeit, um die Wörter des Tages durchzuarbeiten. So kommt es, dass ich über eine berüchtigte Kreuzung fahre und dabei die Kategorien

*LÜGEN*
*UNHÖFLICH*
*REICHE GÖRE*
*KÖRPERFUNKTIONEN*
und
*GEMEIN/ZICKE*

wieder und wieder vor mich hin murmle. Um mich herum zischt der Verkehr in einem Wirbel aus Farben und Geräuschen an mir vorbei, zugleich nah und ganz weit entfernt. Ich murmle im Gleichklang mit dem Summen in meinem Kopf und konzentriere mich auf die Dinge, die mich zu einer *REICHEN GÖRE* machen:

1. **I**NTERNAT: *Ich habe Molly erzählt, dass ich auf einem Internat war.*
2. **G**AP YEAR: *Sie hat mich gefragt, ob ich nach der Schule ein Jahr Auszeit genommen habe, und ich habe Ja gesagt.*
3. **F**INANZIERUNG: *Dann hat sie mich gefragt …* RUMMS!

Ein schwarzes SUV will links abbiegen und rammt meine rechte Seite. Ich fliege über den Lenker und lande in einem Haufen aus zerrissener Jeans, abgeschürfter Haut und Fahrradkette unter dem Rad.

Bremsen quietschen, als Autos um mich herumschleudern, um mich nicht zu überfahren, Hupen dröhnen, und eine Frau, die sich als die Fahrerin des schwarzen Autos entpuppt, schreit. Ich spüre, dass ich das Geschrei beenden kann, wenn ich demonstriere, dass ich noch lebe. Lebe ich noch?

Ja, ich glaube schon. Erstaunlicherweise scheint mir nichts wehzutun. Allerdings liege ich noch immer still auf dem Boden. Vielleicht kommt der Schmerz, wenn ich mich bewege?

In welche Kategorie soll ich dieses Ereignis einordnen?

»Alles okay.« Ich stehe auf und betrachte den Schaden, der sich auf ein paar Löcher in meiner Jeans und zahlreiche Schrammen zu beschränken scheint. »Ich glaube, es geht mir gut … Es war meine Schuld.«

»Nein, verdammt, das war es nicht!«, ruft ein Mann in einem weißen Lieferwagen.

»Die Fahrerin hat nicht geblinkt!«, sagt ein Mann in einem Corsa. Er ist so wütend, dass er sein Auto auf dem Bürgersteig abgestellt hat und die Schwarze-Auto-Frau anbrüllt.

»Wirklich, ich glaube, es geht mir gut«, sage ich und bemühe mich, ruhig zu klingen.

Die Schwarze-Auto-Frau weint.

»So etwas habe ich noch nie gemacht«, heult sie. »Ich weiß ehrlich nicht, wie das passiert ist. Es tut mir so leid.«

Ich versuche die Situation zu evaluieren, was nicht einfach ist, da mein halb beendetes Ritual mir am Ärmel zupft wie ein nerviges Kind, das um Aufmerksamkeit bettelt.

»Es geht mir gut«, bringe ich heraus.

Ich steige wieder auf mein Fahrrad und rase zum Tutorium, während ich mit meiner Liste von vorn beginne und **AUFMERKSAMKEIT SUCHEN** unter die Kategorie *EGOISTISCH* setze, weil ich eine Szene verursacht habe. Später in der Dusche, als ich all die Kratzer und Prellungen an meinem Körper sehe, wird mir bewusst, dass ich ganz schön Glück gehabt habe.

An diesem Abend bin ich betrunkener, als ich es jemals war. Ich rufe Dr. Finch an. Sie nimmt nicht ab. Ich schreibe ihr eine Nachricht und erkläre, dass ich ihr ganz offensichtlich egal bin.

Wir fahren mit der Straßenbahn in die Stadt. Ich trinke mehr. Ich tanze. Ich trinke noch mehr und habe einen Filmriss. Jemand bringt mich nach Hause. Ich krieche ins Bett.

Als ich aufwache, dauert es ein paar Sekunden, bis ich mich wieder erinnere, was ich getan habe. Dr. Finch. Mein Handy. Scheiße.

Ich taste auf dem Nachttisch herum. Mein Handy lässt sich nicht einschalten. Ich wanke quer durchs Zimmer und ramme es in die Ladestation. Der Bildschirm bleibt schwarz.

In diesem Telefon sind all meine Listen, seit ich in Dublin angekommen bin. Ich habe kein Back-up gemacht, weil ich Angst hatte, sie zu reproduzieren. Hunderte Stunden akribischer Dokumentation all der Dinge, die ich in diesem Studienjahr falsch gemacht habe. Nicht länger zugängig. Und ich habe mich so betrunken, dass ich mich unmöglich noch an sie erinnern kann.

Ich kann das Handy auch nirgendwo reparieren lassen. Was, wenn die Leute vom Reparaturdienst meine Listen sehen, meine Sorge erkennen, pervers zu sein, und die Polizei rufen?

Eine vage Erinnerung daran, das Handy gegen die Wand geworfen zu haben, als Dr. Finch nicht abgenommen hat, materialisiert sich …

Dr. Finch!

Ich muss wissen, was ich geschrieben habe. Wie ich sie kenne, wird sie mir mit einer E-Mail geantwortet haben. Normalerweise hasse ich ihren pedantischen Professionalismus, aber heute danke ich Gott dafür! Ich hämmere auf den Anschaltknopf meines Laptops und warte ungeduldig, während mein Mailprogramm sich öffnet.

Eine ungelesene Nachricht. E-Mail an Lily:

Hi Lily,

dass ich nicht ans Telefon gegangen bin, hat nichts damit zu tun, ob du mir etwas bedeutest oder nicht, sondern damit, ob ich gerade sprechen kann oder nicht. Ich warne alle, dass ich, wenn man mich außerhalb der Bürozeiten anruft, nicht garantieren kann, erreichbar zu sein, und ich bin mir sicher, du verstehst, dass es zahlreiche Gründe gibt, warum das der Fall sein kann.

Wenn du mir bei deinem ersten Anruf eine Nachricht hinterlassen hättest, dass du mich dringend sprechen musst, hätte ich dich ziemlich sicher zurückgerufen. Doch ich war bereits zu Bett gegangen, als du mir deine Textnachricht geschickt und mir gesagt hast, wer du bist.

Es tut mir leid, dass du dein Verhältnis zu mir so negativ empfindest. Du warst und bist mir noch immer wichtig, und ich bin der Ansicht, dass wir gemeinsam ein recht gutes Verständnis für das, was mit dir geschieht, entwickelt haben. Unser Verhältnis unterschied sich von einer Freundschaft in einigen elementaren Aspekten, und diese Unterschiede haben es so wertvoll gemacht. Wären wir uns in einer anderen Situation begegnet, wäre es sicherlich ein anderes gewesen.

Du befindest dich ganz offensichtlich in einer schmerzhaften Situation, doch ich hoffe, dass du mit der Zeit in der Lage sein wirst, an den positiven Aspekten unserer gemeinsamen Arbeit festzuhalten.

Mit den besten Wünschen
Rachel

Die Mail ist wie ein Schlag ins Gesicht. Ich antworte nicht darauf, denn das würde nur Wörter generieren, und ich habe kein Handy, auf dem ich sie notieren könnte. Stattdessen nehme ich einen Schluck aus der Wodkaflasche in meiner Schublade und versuche, das alles für eine Weile zu vergessen. Erst als ich so richtig mit flüssigem Mut befeuert bin, tippe ich:

> Ich will Ihre besten Wünsche nicht, sie stinken. Ich denke nicht, dass ich Ihnen jemals etwas bedeutet habe. Ich habe mich viel zu lange Ihretwegen unglücklich gefühlt, und das muss aufhören. Ich weiß, dass ich unvernünftig war. Leben Sie wohl.

Man hat mich verhaftet, weil ich in einem Club eine Handtasche geklaut habe, die unter einem Tisch lag. Ich wurde erwischt, weil ich, statt damit zu verschwinden, weiter damit getanzt habe.

Zwei dicke Polizisten schieben mich in eine Zelle und befehlen mir, mich bis auf die Unterhose auszuziehen, damit sie sehen können, dass ich nichts Verbotenes bei mir trage.

Ich habe kein Geld für die Kaution und auch keine Ahnung, wen ich anrufen könnte, also bleibe ich über Nacht in der Zelle und lese die verzweifelten Nachrichten, die andere Leute in die Wände geritzt haben (und frage mich, womit sie die wohl nach einer sorgfältigen Leibesvisitation geschrieben haben):

> Ich hab's nur getan, weil ich Jenny liebe
> Wieso bringen die mir kein Klopapier? SCHEISS BULLEN
> Bitte Gott irgendwer Hilfe
> Jo war nicht hier
> Facebook me ;) Tim Lincoln #thisplacesucksass
> Tracey steht auf schwarze Schwänze

Ich fange an, mir die Haare auszureißen. Ich weiß nicht, warum. Wahrscheinlich, weil ich dann was zu tun habe. Ich reiße weiter, bis sie überall auf mir und auf dem Fußboden verteilt liegen.

Ein Officer kommt rein. »Bitte hör auf damit«, sagt er. »Du tust dir doch weh.«

Ich mache weiter, reiße an meiner Kopfhaut. Überall Haare, Haare.

»Bitte hör auf damit, du tust dir weh.«

Ein paar Stunden später kommt ein anderer Officer herein.

»Okay«, ruft er. »Du kannst gehen.«

Ich rühre mich nicht vom Fleck.

»Ich habe gesagt, du kannst gehen. Komm mit und unterschreibe deine Entlassungspapiere.«

Ich schüttele den Kopf.

»Willst du nicht nach Hause?«

»Nein.«

»Wer ist zu Hause, den du nicht sehen willst?«

»Niemand.«

»Nun, dann gibt es keinen Grund, länger hierzubleiben. Außerdem geht es auch gar nicht. Das hier ist schließlich kein Hotel!«

Er führt mich den Gang hinunter ins Büro, wo müde aussehende Officers mit grauer Gesichtshaut große Schlucke Kaffee trinken. Ich blicke auf die Uhr an der Wand. 4.50 Uhr. Eine Frau holt meine Sachen, die in einer kleinen Schachtel mit einem Schild liegen, auf dem mit Filzstift L. BAILEY geschrieben steht.

Ich verlasse die Wache und blinzele in die Kälte. Dann laufe ich Richtung Liffey, wo ich meine letzten zehn Euro für ein Taxi ausgebe, das mich zurück zum Wohnheim bringt.

»Lange Nacht?« Der Fahrer dreht sich zu mir um und grinst mich mit gelben, nikotingefärbten Zähnen an.

Mein Kopf dreht sich vor lauter Wörtern, Sätzen und Kategorien, aber es sind so viele, dass ich nicht weiß, wo ich anfangen soll.

Ich versuche mich auf die Fakten zu konzentrieren.

Ich war so betrunken, dass ich irgendwann beschlossen habe, dieser ganze Aufwand, ein braves Mädchen zu sein, sei sinnlos. Also habe ich etwas Schlimmes getan, um diesen Kreis an schlimmen Dingen zu durchbrechen, denn sich an der Nase zu kratzen oder sich zu fragen, ob jemand anders einen vielleicht langweilig findet, fühlt sich einfach nicht mehr so schlimm an, wenn man mal die echten, wirklich existierenden Gesetze des Landes gebrochen hat.

Und dabei haben sie mich erwischt.

Jetzt, am nächsten Morgen, erscheint mir meine kleine Revolution krank und furchteinflößend. All die Jahre, in denen ich versucht habe, ein guter Mensch zu sein, werden durch diese eine Aktion beinahe zunichtegemacht.

Meine Listen sind immer noch weg.

Dr. Finch mag mich nicht.

Jetzt weiß ich, was ich tun muss. Ich gebe mich geschlagen. Ich habe verloren.

Wenn ich früher mit diesem Gedanken gespielt habe, dieser Möglichkeit, hatte ich alle denkbaren eitlen Vorstellungen, wie es vor sich gehen könnte.

Ich stellte mir vor, wie ich Pachelbels *Kanon* hören würde, weil ich dazu immer zum Altar hatte schreiten wollen. Und wenn ich schon nicht heiraten würde, würde er wenigstens bei einer anderen Gelegenheit gespielt werden. Ich dachte, ich würde Briefe an all die Menschen schreiben, die ich liebte, mit Entschuldigungen und irgendeiner Art von Erklärung. Ich stellte mir vor, wie ich meine Lieblingsklamotten anziehen und mir besondere Mühe mit meinem Make-up geben würde, als ob ich zu einem besonders wichtigen Termin ginge. Ich wollte all meine Besitztümer in Koffern auf den Müll bringen, weil ich den Gedanken nicht ertragen konnte, dass alle sich durch meine Sachen wühlten und sich zu sehr bemühten, es zu verstehen.

Ich nehme an, ich habe es immer als eine Art besonderes Event betrachtet, auf das ich mich vorbereiten musste. Aber jetzt, da die Zeit gekommen ist, ist es ganz anders. Es ist ein ganz normaler Dezembertag, wolkig, mit einer gewissen Regenwahrscheinlichkeit, nichts Besonderes. Die Erinnerungen an mein Leben werden sich nicht zu einem gigantischen schwarz-weißen Crescendo zusammenfügen.

Ich bin einfach nur müde und habe genug. Mein Handy ist immer noch kaputt. Ich könnte meine Listen auf Papier weiterführen, aber das erscheint mir sinnlos, nachdem ich so viele wesentliche Inhalte verloren habe. Es fühlt sich an, als hätte ich gerade herausgefunden, dass mein Haus bis aufs Fundament abgebrannt ist und ich nun nackt, verloren und frierend herumlaufe. Und jetzt soll ich ein neues Haus bauen, ohne Geld oder andere Ressourcen.

Mein Hirn fühlt sich an, als wäre es zerbrochen.

Ich schreibe eine kurze Entschuldigung an Dr. Finch, damit sie nicht denkt, es sei ihre Schuld, und lege den Brief in meine Schreibtischschublade. Dann gehe ich duschen und rasiere mir die Beine, weil ich nicht will, dass der Coroner mich abstoßend findet. Ich renne ein paarmal nervös zur Toilette, wie ein Kind, das eine lange Autofahrt vor sich hat.

Insgesamt aber bin ich relativ ruhig. Es fühlt sich an, als würde ich mich darauf vorbereiten, einen langweiligen Essay zu schreiben, den ich schon eine Weile vor mir hergeschoben habe, doch jetzt bin ich erleichtert, endlich damit anzufangen, und stelle fest, dass es einfacher ist als erwartet.

Ich ziehe meinen Schlafanzug an. Dann schlucke ich jede Tablette, die ich im Zimmer habe, lege mich unter die Bettdecke und bin bereit für den ewigen Schlaf.

# 19
# Es ist meine Schuld

Ein Mann steht neben meinem Bett. Seine Stimme dringt in Wellen an mein Ohr.

Lily?

Können Sie mich hören?

»Können Sie mir sagen, wie viele Tabletten Sie geschluckt haben?«

Das kann ich nicht.

Ich kann gar nichts.

Ich kann mich nicht aufsetzen.

Deirdre steht in meinem Zimmer, mit einer Menge anderer Leute, die ich nicht kenne. »O mein Gott«, höre ich sie sagen. »Ich hätte schon viel früher nach ihr sehen sollen – aber sie schläft oft sehr lange – Scheiße. Ich hätte … oh Scheiße.«

Sie müssen einen Krankenwagen gerufen haben. Wie lange bin ich schon hier? Einen Tag? Zwei? Wann bin ich eingeschlafen?

Können Sie mir sagen, wie viele Tabletten Sie genommen haben?

Tabletten.

Tabletten.

Um mich herum auf dem Bett liegen alle möglichen Blister, sogar unter mir. Ich habe so viele genommen. Wie kann ich überhaupt wieder wach sein? Das war so nicht geplant.

Können Sie mir sagen, wie viele Tabletten Sie genommen haben?

Ich versuche, Wörter aus meinem Mund kommen zu lassen. Ich …

weiß …

nicht …

Ich erinnere mich.

Ich: Ich glaube nicht an fehlgeschlagene Selbstmordversuche.

Dr. Finch: Wieso nicht?

Ich: Einfach so. So was macht man gleich beim ersten Mal richtig. Ansonsten war man sich offenbar nicht wirklich sicher.

Ich habe versagt. Nicht mal das habe ich hingekriegt.

Können Sie mir sagen, wo Sie sind?

Ich …

ich bin …

dunkel?

Mein ganzer Körper zittert wie das Nachbeben eines großen Erdbebens, das durch mich hindurchjagt. Ich kann spüren, wie ich auf den weißen Laken herumtaste. Eine Krankenschwester schwimmt in meinen Sichtbereich und schnallt mir etwas um den Arm, dass *wwwssssssrrrrr* macht und drückt, wie zu viele Menschen in der U-Bahn. Ich versuche ihr zu sagen, dass sich in meinem Innern gerade eine Naturkatastrophe abspielt. Sie sagt, das sind die Tabletten und dass es meine eigene Schuld ist, weil ich so viele davon geschluckt habe.

Es ist meine Schuld.

Der Gedanke jagt durch mich hindurch und rast hinter allem anderen her wie ein Sturm in einem leeren Tunnel in einer sehr schwarzen und kalten Nacht.

Es<br>
ist<br>
alles<br>
meine<br>
Schuld.

Sehr hoher Blutdruck, sagt sie. Ich sehe die Buchstaben vor meinen Augen tanzen und erinnere mich an die Buchstabenmagnete, die wir am Kühlschrank hatten, als ich klein war.

Se   herB   uck<br>
  hrho   lutdr

Ich bin mir nicht sicher, ob sie mit sich selbst spricht oder mit mir.

Ichw   eei   rzt   en<br>
  erd   nenA   hol

Sie ruft nach jemandem, und die Farbe läuft aus der Welt um mich herum, bis alle nur noch aussehen wie eine Skizze. Ein verrücktes, schlechtes Bild. Und ich weiß, dass jede Sekunde alles wieder … dunkel wird.

# 20
# Psychiatrie

Ich bin von der Intensivstation in die Psychiatrie verlegt worden. Es ist eine staatliche Klinik, und die Gerüchte sind wahr: Es fühlt sich an wie ein Schrottplatz für Hirne.

Ich wohne mit vier anderen in einem Zimmer. Die Frau mir gegenüber schreit, dass die Krankenschwestern allesamt Monster sind und die Ärzte Teufel, die so tun, als wären sie Götter, und sogar die Krankenpfleger sind Dämonen. Irgendjemand hat ihr Blumen mitgebracht, aber sie hat sie umgeworfen, und jetzt liegen sie tot wie Soldaten auf einem Linoleumschlachtfeld.

Neben mir liegt eine nette Dame mittleren Alters, die immer das Gleiche sagt und vergisst, was sie vor fünf Minuten gesagt hat. Sie hat mich viermal gefragt, wie alt ich bin. Viermal habe ich ihr gesagt: neunzehn. Sie kann nicht aufhören zu sabbern; ihr Sweatshirt ist vorne klitschnass. Sie sagt mir, dass ich sehr hübsch bin. Sie sagt, ich sehe nicht aus, als wäre ich verrückt, und dass ich zu jung bin, um Probleme zu haben. Sie fragt mich, ob ich »die Anorexie« habe.

Am anderen Ende des Raums liegt die wahrscheinlich hässlichste Frau, die ich je gesehen habe. Sie ist verschwitzt und voluminös, mit Falten, die aussehen, als hätte man sie mit einem Schlagbohrer hineingefurcht. Sie starrt mich an und furzt seit einer halben Stunde. Sie sitzt mit gekreuzten Beinen im Krankenhaushemd auf ihrem Bett. Sie trägt keine Unterhose. Eine Krankenschwester zieht immer wieder ihr Hemd nach unten und sagt etwas von wegen »Scham bedecken«, aber es hilft nicht, das Hemd rutscht einfach wieder nach oben. Ich versuche, nicht den dicken Haarbusch und die schlaffen pinkfarbenen Hautfalten zu sehen, aber es ist schon geschehen. Ich bin *PERVERS*.

Ich kann einfach nicht glauben, dass ich nicht tot bin.

Die effektivste Methode wäre, mich vor ein Auto oder einen Zug zu werfen, aber ich möchte nicht auch noch das Leben eines anderen Menschen zerstören. Ich muss irgendwo runterspringen und sichergehen, dass ich auf niemandem lande. Ich muss auf das Dach des Krankenhauses. Die Fenster sind wahrscheinlich abgeschlossen, aber das macht nichts. Ich kann eins einwerfen. Ich steige aus dem Bett und laufe über den Gang bis zum Ende der Station, wo ich auf zwei Sicherheitsleute vor einer mit einem Code gesicherten Tür treffe.

»Was denkst du, was du da tust, junge Dame? Das hier ist eine geschlossene Station. Hier spaziert man nicht einfach raus. Geh wieder zurück in dein Zimmer.«

Deirdre und Nessa kommen mich besuchen. Sie haben etwas zum Anziehen, eine Kulturtasche und ein Buch dabei.

»Wir haben dir *Peter Pan* mitgebracht«, sagt Deirdre und reicht mir ein zerfleddertes blaues Exemplar.

»Ich weiß, dass es dein Lieblingsbuch ist.«

Ich blättere durch die Seiten und starre auf die schwarzweißen Illustrationen, die ich immer mit dem Finger langgefahren bin, als ich klein war.

Sie sind sehr nett zu mir. Sie urteilen nicht über mich. Sie bleiben bei mir, sitzen am Fußende meines Bettes. Ich bin dankbar, dass sie da sind, doch gleichzeitig habe ich Angst – denn Wörter sammeln sich auf meiner langen Liste, dick und schnell. Und ohne Stift und Papier, um sie aufzuschreiben, fühle ich mich hilflos.

»Du hast uns einen ganz schönen Schreck eingejagt, Lily.

Ich meine, wir haben einen ziemlichen Schock gekriegt«, sagt Nessa.

»Wir haben deine Eltern angerufen. Wir mussten es tun«, sagt Deirdre. »Sie sind auf dem Weg hierher.«

Der Psychiater ist etwa fünfzig und hat graue Haare. Er trägt eine abgetragene braune Hose und ein noch abgetrageneres Hemd.

Wir reden eine halbe Stunde lang. Er wirkt ganz nett. Er fragt mich, was mich so weit getrieben hat. Seine Stimme ist trällernd, fest, aber zugleich sanft.

»Ich bin ein schlechter Mensch. Ich verbringe mein ganzes Leben damit, gut zu sein, aber es ist nie genug.«

»Gibt es noch mehr, was du mir sagen möchtest?«

»Ich liebe meine Ärztin. Ich bin besessen von ihr. Das hat nichts mit der Zwangsstörung zu tun. Wobei, doch, ich denke schon. Ach, ich weiß auch nicht.«

Ich bin schockiert, dass ich diese Worte laut ausgesprochen habe. Ich möchte sie wieder zurücknehmen. Strg + z. Alles zurück.

»Insgesamt bin ich einfach ein sehr, sehr schlechter Mensch. Ich verdiene es nicht, zu leben.«

»Weißt du, was ich sehe?«

Ich schüttele den Kopf.

»Ich sehe ein intelligentes Mädchen, das eine Entscheidung treffen muss. Wirst du dich aufrappeln und mithilfe dieser Intelligenz etwas verändern, oder wirst du alles hinwerfen, weil du dich im Moment, in diesem Augenblick nicht wie ein guter Mensch fühlst? Jedenfalls kann ich nichts Böses erkennen. Ich meine, sicher, du bist Engländerin. Aber dafür kannst du schließlich nichts, oder?«

Am Abend kommt Dad. Er hat den ersten Flug aus London genommen und kommt entschlossen mit einer großen Flasche

Lucozade-Energydrink in die Station marschiert. Dort kauert er sich an das Fußende meines Bettes. Er sitzt da und fragt: »Warum? Warum? Warum?«

Ich sage: »Ich weiß es nicht, ich weiß es nicht, ich weiß es nicht.«

Er versucht mich zu überreden, die sauren Schlangen und die anderen Süßigkeiten zu essen, die er am Flughafen gekauft hat.

Ich will sie nicht, aber als er gegangen ist, esse ich sie alle auf.

Ich bin am Verhungern.

Am nächsten Tag kommt Mum. Sie ist aus Thailand hergeflogen, wo sie einen vierwöchigen Yoga-Kurs macht, an den ich nicht gedacht hatte, als ich die Tabletten nahm. Sie ist braun gebrannt, aber es ist, als hätte jemand ein Licht ausgeknipst. In ihren Augen stehen Tränen. Sie sagt mir, wie froh sie ist, dass ich nicht tot bin. So froh.

Sie führen mich im Café des Krankenhauses zum Mittagessen aus. Es ist das erste Mal seit einer Ewigkeit, dass meine Eltern friedlich miteinander umgehen. Zwischen ihnen herrscht eine seltsame Kameradschaft. Sie sagen Dinge, die mich zum Lachen bringen; sie sagen, dass sie mich immer noch lieb haben.

Ich versuche mich zu konzentrieren, was nicht einfach ist, weil ich seit vierundzwanzig Stunden meine Listen im Kopf behalte, statt sie aufzuschreiben.

Sie sagen mir, dass es Zeit ist, nach Hause zurückzukehren. Ich bin davon ausgegangen, dass ich zwangseingewiesen wurde, aber meine Eltern haben das Krankenhaus davon überzeugt, dass ich in England eine bessere Behandlung bekomme. Während ich geschlafen habe, war Dad bei der Polizei und hat das ganze Schlamassel geklärt, sodass ich nicht vor Gericht erscheinen muss. Er hat auch mit der Uni geredet, und wie es scheint, werde ich keine Probleme bekommen. Mum wird mir helfen, meine Sachen zu packen. Ich habe so ein Glück, Eltern zu haben, die mich so lieben, wie meine es tun.

Zurück auf der Station kommt die sabbernde Frau an mein Bett. Sie redet schnell, und ihr Gesicht berührt beinahe meins.

»Wenn du gehst, Schätzchen, könntest du mir einen Gefallen tun? Ich habe eine Familie, und ich darf hier nicht raus. Aber ich bin mir sicher, dass sie mich an Weihnachten besuchen kommen. Könntest du für sie ein paar Geschenke besorgen? Alles, was du willst – Pralinen, Parfüm – das gute Zeug.« Sie drückt mir vierzig Euro in die Hand. »Bitte? Es würde mir so viel bedeuten.«

Ich weiß nicht, wie ich darauf reagieren soll. Vielleicht wird ihre Familie nicht kommen, und dann liegen die Geschenke neben ihrem Bett, und sie fühlt sich nur noch elender. Vielleicht braucht sie diese vierzig Euro; vielleicht ist es nicht richtig, sie für so etwas auszugeben. Ich sehe Mum an. Sie nickt. Ich bin zu erschöpft, um irgendwelche Entscheidungen zu treffen.

Eine halbe Stunde später sind Mum und ich mit Parfüm und Pralinen und zehn Euro Wechselgeld zurück. Ich gebe der Frau eine Schachtel mit Pralinen, die ich von meinem eigenen Geld für sie gekauft habe, denn auch wenn ich wirklich hoffe, dass ihre Familie existiert, tut sie es möglicherweise doch nicht, und ich möchte, dass sie ein Geschenk bekommt. Sie fängt an zu weinen und sagt mir, wie wundervoll ich bin und dass sie seit Jahren kein Weihnachtsgeschenk mehr bekommen hat. Sie nimmt meine Hände und fragt, warum Gott sie gesegnet hat, indem er mir gestattete, in ihr Leben zu treten.

Dann erkläre ich ihr sanft, dass ich jetzt gehen muss. Sie nickt.

»Ich verstehe, Schätzchen«, sagt sie. »Dieser Ort hier ist nichts für jedermann.«

Mum und ich nehmen ein Taxi zurück zum Wohnheim und fangen an, in aller Eile meine Sachen in Taschen zu stopfen wie Einbrecher – Bücher, T-Shirts, Schreibutensilien, Schuhe, Bettzeug, Handtücher, Kleider, Shampoo, Poster. Ich nehme den ungeöffneten Brief an Dr. Finch aus der Schublade und stecke ihn vorsichtig in meine Handtasche. Wir schleppen alles in den Flur und schließen die Tür ab.

Deirdre, Molly und die anderen Mädchen auf meinem Gang stehen draußen und wissen nicht recht, wie sie sich verhalten sollen. »Offenbar hattest du eine Blinddarmentzündung«, sagt Molly. Sie wirkt ein wenig verletzt, weil sie nicht eingeweiht ist. Ich kann sehen, dass sie es weiß. Ich zähle eins und eins zusammen. Deirdre und Nessa wissen Bescheid. Alle anderen wissen es irgendwie.

# 21
# Harley Street

Ich bin seit einer Woche zu Hause, gäre vor mich hin und schreibe endlose Listen. Mein neustes Speichermedium ist ein Notizblock. Das hat Vor- und Nachteile, aber ich kann nicht riskieren, meine Listen noch einmal zu verlieren, indem ich sie in mein neues Handy tippe. Mum und Dad sagen, es ist wichtig, dass Ella nicht erfährt, was genau passiert ist. Alle paar Tage schaut sie in meinem Zimmer vorbei. Sie bleibt unsicher in der Tür stehen, zieht ihre Pulliärmel über die Daumen und fragt, ob ich »was machen« will.

»Nein, nein«, sage ich.

Man hat beschlossen, dass ich neu diagnostiziert werden soll, und so sitze ich an einem Dienstag in einem Warteraum in der Harley Street. Es ist einer dieser schicken Warteräume, die sich von denen bei der Gesundheitsfürsorge darin unterscheiden, dass aktuelle Zeitschriften auf dem Tisch liegen. Und nicht irgendwelche aktuellen Zeitschriften: *Vogue* und *Tatler*. Ich nehme an, ich sollte dankbar dafür sein, dass ich, wenn ich schon verrückt werden muss, es wenigstens auf schicke, aristokratische Weise tun darf.

Als ich vom Tisch aufschaue, fällt mein Blick auf ein Mahagoniregal mit teuer aussehenden alten Büchern: Darwins *Die Fahrt der Beagle, Enzyklopädie tropischer Krankheiten, Gesammelte Gedichte von Robert Browning* und *Gesamtausgabe der psychologischen Schriften Sigmund Freuds*.

Das alles wäre sicher total hip, wenn wir uns im Jahr 1912 befänden, aber – ich will schreien – »Wir haben verdammt nochmal *2012!*« Ich setze mich auf das Chesterfield-Sofa. Wieso lasse ich es zu, dass ich mich über ein paar alte Bücher so aufrege? Ist irrationale Wut ein Symptom meines geistigen Zustands? Und wo wir schon davon sprechen: Was genau ist mein geistiger Zustand? Ich würde es mir gerne mal erklären lassen. Meine Erfahrungen sind so anders als die all der Menschen mit OCD, die man im Fernsehen sieht.

Stimmt die Diagnose überhaupt?

In der Ecke steht ein Klavier für den Fall, dass irgendeine arme Kreatur von der melancholischen Schönheit dieser Situation überwältigt wird und das Bedürfnis hat, ihre Seele in Töne zu übersetzen. Ich bin versucht, hinüberzugehen und die Titelmusik vom *Weißen Hai* in die Tasten zu hämmern.

Das Lächeln der Empfangsdame ist zu breit für ihr Gesicht. Mit einer Stimme wie Honig sagt sie, dass es nicht sehr angenehm für uns sein kann, hier in der Stille zu sitzen. Ob wir gerne ein wenig Musik hätten? Meine Mutter sagt: Ja, gerne. Und so beugt das Mädchen sich nach vorne, wobei sie uns einen guten Blick auf ihr keckes, mit einem Bleistiftrock verziertes Hinterteil bietet, und stellt das Radio an. Lächelnd, als hätte sie uns einen riesigen Gefallen getan, zwitschert sie aus dem Zimmer, Clipboard unter dem Arm, bereit, jedem zu helfen, der vor der Stille gerettet werden muss. Aber sie hat uns keinen Gefallen getan, denn es ist Classic FM, und sie spielen Vivaldi.

Vier Treppen weiter oben reicht Dr. Dax mir zur Begrüßung eine Hand, die ich nicht ertrage zu berühren. Ihr Büro sieht aus, als hätte sie es aus einem Einrichtungsmagazin herausgerissen. Mum und ich sitzen ihr in Samtsesseln gegenüber. Sie verteilt meine Unterlagen auf dem niedrigen Glastisch und schnalzt mit der Zunge. Der ganze Raum ist so aufgeräumt, dass es aussieht wie in einem Möbelgeschäft.

»Lily«, sagt Dr. Dax feierlich. »Wir sind hier, um über die

Tatsache zu reden, dass Sie sehr krank sind. Wie fühlen Sie sich?«

Nichts.

»Sie müssen mir antworten. Es ist wichtig für mich, zu wissen, wie Sie sich fühlen, damit wir über Ihre weitere Behandlung entscheiden können.«

»Entschuldigung«, sage ich. »Ich möchte nicht bockig erscheinen. Es ist nur … Ich fühle gar nichts.«

»Ich habe gesehen, dass Sie bei Dr. Finch in Behandlung waren. Ihre Mutter sagt, Sie möchten die Therapie bei ihr nicht fortsetzen. Wir denken, dass es das Beste wäre, wenn Sie bei mir weitermachen. Soll ich Dr. Finch über diesen Schritt informieren?«

»Nein«, flüstere ich. »Bitte kontaktieren Sie sie nicht.«

»Wie Sie wünschen«, sagt Dr. Dax.

Als ich zu ihrem Kaminsims hinüberblicke, sehe ich, dass nicht alle Oberflächen leer sind. Direkt unter einem großen georgianischen Spiegel steht eine kleine Bronze-Ballerina.

Dr. Dax sagt, die Klinik hier ist eine reine Tagesklinik. »Ich werde Sie in die Priory in London überweisen und dort mehrmals in der Woche besuchen.«

Morgen soll ich in die Priory umziehen. Ich will nicht. Ich mag Dr. Dax nicht. Ich weiß, dass Dr. Finch die Einzige ist, die mir helfen kann; Dr. Dax wird mich nicht verstehen und möglicherweise alles nur noch schlimmer machen. Ich muss Dr. Finch finden. Aber wie?

Das Problem kann nicht gleich angegangen werden, da ich heute mehrere Stunden mit Mum verbracht habe und von einer wahren Flut an Wörtern zerfressen werde. Ich schaue auf die Uhr. Es ist fast neun. Morgen Früh um zehn muss ich in der Priory sein.

Mir bleiben dreizehn Stunden, um die Dinge zu ändern.

Ich hole die Flasche Wodka hervor, die ich unter den Stapeln einzelner BHs und Slips in meiner Unterwäscheschublade versteckt habe, drehe den Deckel ab und nehme ein paar Schlucke.

Der Alkohol entfacht ein Feuer in meinem Bauch, das durch das Blut bis in meine Fingerspitzen pulsiert, die wiederum nach meinem Stift greifen und die Listen jetzt sehr viel effizienter niederschreiben.

Als ich fertig bin, lege ich mich auf mein Bett und nehme noch einen großen Schluck. Eine Minute lang liege ich völlig regungslos und spüre, wie meine Gedanken herumwirbeln und sich ein Plan herauskristallisiert.

Ich werde Dr. Finch aufspüren, mich entschuldigen und sie bitten, mir zu helfen. Ich weiß nicht, wo sie wohnt, aber ich weiß, wo sie arbeitet. Ich werde mich in Ticehurst vor die Tür setzen und warten, bis sie bereit ist, mich zu sehen.

Ich trinke den Wodka aus und verstecke die leere Flasche in der Schublade. Unten in der Küche kocht Mum das Abendessen für sich, Oliver und mich.

Ich kann nicht zur Haustür hinausgehen, denn es ist mir verboten, alleine das Haus zu verlassen.

»Ich gehe raus, eine rauchen«, sage ich.

»In Ordnung, Schatz«, sagt Mum, die in einem Topf mit Ratatouille rührt und mir über die Schulter einen besorgten Blick zuwirft.

Ich gehe hinaus in den Garten und ziehe die Tür hinter mir zu. Mir bleibt nicht viel Zeit. Also schleiche ich mich über den Gartenweg, springe über das Tor und lande ein wenig schwankend auf der anderen Seite.

Und weg bin ich, renne, als ginge es um mein Leben. Mein Knöchel, den ich mir bei dem Sprung über das Tor verletzt habe, pocht dumpf, aber noch wirkt der Wodka.

Ich muss zum Bahnhof, aber wenn ich die Hauptstraße

nehme, werden Mum und Oliver mich finden, also muss ich über die Nebenstraßen dorthin.

Es ist kälter, als ich dachte. Meine dünne weiße Strickjacke hilft da nicht viel.

Ich laufe in die Richtung, von der ich denke, dass dort der Bahnhof liegt, bis ich feststelle, dass ich mich in einer Sackgasse befinde.

Das ist doch lächerlich. Wie kann ich mich so nah an meinem Zuhause verlaufen? Ich versuche, den Weg zurückzulaufen, den ich gekommen bin, aber ich kann mich nicht mehr erinnern. Die Straße dreht sich. Der Himmel fühlt sich an, als wäre er verrutscht.

Ich bin.

Betrunken.

Ich sehe zwei Gestalten auf mich zukommen. Die eine, ein Mann, ist groß und schlaksig. Die andere ist eine unglaublich dicke Frau.

»Du siehst aus, als hättest du dich verlaufen«, sagt der Mann. Ein schwarzer Hoodie verbirgt einen Großteil seines Gesichts, doch ich sehe, dass er Goldzähne hat, die zwischen den Silben aufblitzen. »Möchtest du eine Weile mit zu uns kommen?«

In der Ferne heulen Sirenen. Suchen die nach mir?

Ich muss Dr. Finch finden. Ich muss mich … verstecken.

Ist es besser, mit Fremden mitzugehen, aber meine Mission zu erfüllen, oder hier und jetzt zu versagen?

Nur eine Viertelstunde. Bis die Sirenen weg sind.

»O…kay…«

Der Mann sagt, sein Name ist Jay. Seine Frau heißt Sharise.

Sie nehmen mich mit zu dem Haus, in dem sie wohnen. Ich sehe, dass es die Sozialwohnungen sind, etwa fünfzehn Minuten Fahrt von unserem Haus entfernt. Ich muss weiter gelaufen sein, als ich dachte.

Im siebten Stock drückt Jay eine Tür auf, in der ein Nagel

steckt, wo eigentlich eine Zahl hängen sollte. Ich stolpere in einen verqualmten Raum voller Menschen. Sie quetschen sich auf ein Sofa oder liegen auf dem Boden.

»Komm, komm«, sagt Sharise. »Achte nicht auf diese Idioten! Du bist ja total besoffen. Du brauchst Wasser.«

Jay nimmt meinen Arm und führt mich durch eine andere Tür in ein Zimmer mit einem Doppelbett. Sharise kommt nur eine Sekunde später und reicht mir ein Glas. Der Boden ist ein Meer aus leeren Zigarettenpackungen, Nagellackfläschchen, halbleeren Tablettenpackungen und schmutziger Unterwäsche.

Jay legt eine CD in den CD-Player, der unter dem Bett steht. Ich erwarte harten Rap, doch stattdessen erfüllen die schmerzerfüllten blechernen Klänge von Avril Lavigne den Raum.

»Hey, hey, you, you, I don't like your girlfriend!

No way, no way, I think you need a new one!«

Jay und Sharise lassen sich auf das Bett fallen. Ich will nicht mit ihnen in einem Bett sein, also hocke ich mich auf den Fußboden. Jay zündet einen Joint an, und ich nehme ein paar Züge, weil ich hoffe, dass ich dann nicht mehr so viel Angst habe. Doch das Zimmer um mich herum schwimmt nur noch mehr, und ich bereue es sofort, weil ich weiß, dass es meine Mission durchkreuzen wird. Sharise macht mit Jay rum. Sie zieht sich die Haare vom Kopf. Es war nur eine Perücke. Beim Anblick ihres kahlen, mit dunklen Krusten übersäten Schädels schnappe ich laut nach Luft.

Ich muss gehen. Doch plötzlich bin ich so müde, dass ich mich nicht mehr rühren kann. Haben sie mir was ins Wasser getan? Oh nein, ich beschuldige sie eines Verbrechens, dabei war es vermutlich bloß das Gras und meine Schuld, weil ich Ja gesagt habe. Ich bin so schnell dabei, wenn es darum geht, über andere zu urteilen, ihnen die Schuld für meine eigenen Fehler zu geben. In welche Kategorie gehört das? In welche Kategorie … gehört …

Vorsichtig stemme ich mich vom Fußboden hoch und linse über die Bettkante. Wie lange war ich weg? Sharise und Jay schlafen tief und fest, Arm in Arm. Ich muss hier raus. Der Wecker auf dem Boden zeigt 00.05 Uhr.

Ich habe den letzten Zug nach Wadhurst verpasst, ich Idiotin. Das Beste, was ich jetzt tun kann, ist am Bahnhof zu warten, bis er wieder fährt.

Leise stehe ich auf und schleiche aus dem Zimmer. Das Wohnzimmer ist leer. Wo sind alle? Ich habe schon die Wohnungstür geöffnet, als ich eine Hand auf meiner Schulter und Jays Atem in meinem Nacken spüre.

»Hat's dir bei uns nicht gefallen?«

Mein Blut wird zu Eis. Sharise kommt hinter ihm in den Flur getrampelt.

»Mädchen! Du bist unhöflich. Wir kümmern uns um dich, und du willst verschwinden, ohne dich zu verabschieden. Warum tust du das? Ich mag Leute nicht, die sich so verhalten, was denkst du, Jay?«

»Nein«, sagt Jay kalt, dreht mich um und zieht mein Gesicht am Kragen meines T-Shirts zu seinem hoch. »Hast du Angst? Glaubst du, ich würde dir wehtun? Denkst du, so bin ich drauf? Stell dir vor, heute ist dein Glückstag. Du kannst gehen, wenn du willst. Schon mal was von Gastfreundschaft gehört?«

»Der Aufzug ist da hinten!«, ruft Sharise.

Ich drücke auf den Knopf und drehe mich noch einmal um, als die Türen sich schließen. Sharise und Jay stehen immer noch in ihrer Wohnungstür und starren mich an.

Der Blick in ihren Augen lässt meine Haut kribbeln. Ich werde ihn nie vergessen.

Ich laufe mitten auf der verlassenen Straße.

Allmählich weiß ich wieder, wo ich bin und wo ich hinmuss. Ja! Ich bin wieder im Rennen!

Doch plötzlich ist ein Streifenwagen hinter mir. Ich werde schneller und fange an zu laufen. Zwei Polizisten springen aus dem Auto und folgen mir zu Fuß. Bevor sie mich erwischen, weiß ich, dass ich mich hinter ein paar Mülltonnen verstecken kann, auch wenn der Schmutz mich umbringen wird. Doch als ich um die Ecke biege, sind vor mir noch mehr Polizisten, und jetzt weiß ich, dass es eine Falle ist. Sie haben mich reingelegt. Sie sagen mir, dass meine Familie mich als vermisst gemeldet und angegeben hat, dass die Gefahr besteht, ich könnte mir etwas antun.

Sie haben den ganzen Abend nach mir gesucht.

Sie setzen mich in einen Streifenwagen.

# 22
# Urintest

Als wir am nächsten Tag in der Priory ankommen und meine Sachen auf mein Zimmer gebracht haben, sagt Mum, wir sollten uns ein wenig umsehen. Also gehen wir auf Erkundungstour.

In einer Lounge erwartet uns eine Überraschung. Mum bleibt wie angewurzelt stehen, und eine Frau mittleren Alters, die auf dem Sofa gelegen hat, hüpft hoch wie ein Springteufel.

»Helena!« Sie lächelt manisch und wedelt hektisch mit den Händen wie mit einem Fächer.

»Paula … Hi!«, sagt Mum, bevor sie sich an ein jüngeres Mädchen wendet, das ebenfalls auf dem Sofa sitzt.

»Bist du auch mit deiner Tochter hier?«

»Oh nein! Haha! Ich bin eine von den Verrückten! Überraschung!«

»Lily …« Mum wendet sich an mich. Sie sieht aus, als sei sie nicht ganz sicher, welche Form der Vertraulichkeit in dieser Situation angemessen ist, doch dann erlebt sie offenbar einen Ach-egal-wen-interessiert's-Moment.

»Das ist Paula. Wir haben mal zusammen gearbeitet. Paula ist Architektin.«

»Oh, hi, Paula! Schön, Sie kennenzulernen«, stottere ich.

»Wie geht es dir?«, fragt Mum.

»Oh, super, super!«, sagt Paula mit einem Grinsen, aber ihr Blick ist leer.

Die Unterhaltung stockt, während alle zu dem Ergebnis kommen, dass »super« wahrscheinlich nicht ganz das richtige

Wort ist. Dann sagt Paula zum Glück: »Na ja, die Wahrheit ist, ich habe eine bipolare Störung. Und ich war wirklich sehr krank. In den letzten zehn Jahren habe ich sehr viel Zeit in der Klinik verbracht. Im Moment geht es mir wieder ziemlich schlecht. Ich habe meine Kreditkarte überzogen und einen Haufen Macs und iPads gekauft mit Geld, das ich nicht habe. Und jetzt bin ich wieder hier. Ihr müsst gewusst haben, dass ich krank bin, schließlich war ich immer die Durchgeknallteste auf den Bürofeiern! Du solltest jetzt gehen. Es ist nicht so schlimm hier. Ich werde mich um Lily kümmern, mach dir keine Sorgen!«

Mum zögert, folgt dann aber Paulas Anweisungen. Sie schließt mich in ihre Arme und geht ins Schwesternbüro, um dort Bescheid zu sagen, dass sie jetzt fährt. Ich laufe zurück in mein Zimmer, denn mein Fenster geht zum Parkplatz hinaus, und sehe zu, wie sie in ihrem silbernen Beetle davonfährt.

Ich bestätige, dass ich eine Patientin des Krankenhauses bin, und stimme den Klinikregeln zu.

»Melanie, eine der Schwestern, wird dir später alles zeigen«, sagt Oberschwester Barbara, Typ: pragmatisch und robust. »Das Atelier, die Werkstatt und den Fitnessbereich.«

Ich sehe schon den Zeitplan vor Augen:

8.30 Uhr: kontinentales Frühstück
10.00 Uhr: Tai-Chi
11.00 Uhr: Gruppentherapie
12.00 Uhr: Mittagessen (bitte informieren Sie den Chefkoch über etwaige ernährungsspezifische Besonderheiten)
13.00 Uhr: Musiktherapie
14.00 Uhr: Walking-Therapie oder Aqua-Therapie
15.00 Uhr: Künstlerischer Ausdruck
16.00 Uhr: Yoga und Meditation

17.00 Uhr: Workshop: »Tanz und körperlicher Ausdruck«
18.00 Uhr: Vortrag: »Brücken bauen«
19.00 Uhr: Abendessen (s. Speiseplan)
22.00 Uhr: Der einzige Mensch in diesem Gebäude, der nicht durchgedreht ist, begeht Selbstmord. Die anderen Patienten jubeln …

Eine Krankenschwester erklärt, dass sie eine Blut- und Urinprobe von mir brauchen.

»Wir müssen sichergehen, dass du keine illegalen Substanzen im Körper hast. Das ist eine ganz normale Vorschrift bei der Patientenaufnahme.«

»Aber deswegen bin ich nicht hier.« Vielleicht hat sie sich vertan. »Ich habe kein Drogenproblem«, stelle ich klar.

»Ich habe die Regeln nicht aufgestellt, Herzchen«, sagt die Schwester. »Und jetzt geh bitte zurück auf dein Zimmer.«

Ich will kein Blut abgenommen bekommen. Stellt euch nur all die Leute vor, die Drogen genommen und sich irgendwelche Krankheiten eingefangen haben. Was ist, wenn sie unsere Nadeln vertauschen? Ich bin davon überzeugt, dass ich mir eine HIV-Infektion einfangen und sterben werde.

»Blut!«

Eine dünne Polin kommt mit einem gelben Eimer für Sondermüll in der Hand in mein Zimmer, das Observationszimmer neben dem Schwesternbüro.

»Ärmel hoch!«, befiehlt sie.

Ich rolle meinen Ärmel hoch und drehe das Gesicht weg. Niemand kann behaupten, ich würde mich nicht bemühen zu kooperieren. Ich spüre den Einstich und stelle mir vor, wie das HIV in meinen Körper eindringt und in Form kleiner Piranhas durch meine Venen schwimmt. Nun gut. Ich seufze. Du hast versucht, dich umzubringen, da kannst du nicht wirklich Angst davor haben, krank zu werden, oder?

Melanie kommt herein.

»Ist es Zeit für die Tour?«, frage ich hoffnungsvoll.

»Noch nicht, Honey. Komm mit und pinkle noch einmal in den Becher hier für mich.«

Als ich sie frage, ob das nicht Zeit hat, schüttelt sie den Kopf. »Es macht schließlich nicht viel Sinn, wenn du es tust, nachdem du dich hier entgiftet hast, nicht wahr?«

»Ich stehe nicht unter Drogen.«

»Mmmm.«

Ich versuche es anders.

»Ich will nicht einfach irgendwem mein Pipi geben, schließlich gehört es mir.«

»Das ist ja mal was Neues.«

»Also brauche ich nicht?«

»Ab ins Bad mit dir, Mädchen!«

Ich gehe zu der Toilette direkt gegenüber von meinem Zimmer und will gerade ganz normal die Tür schließen, als – *BÄMM* – schnell wie der Blitz Melanie ihren Fuß dazwischenschiebt, sodass ich sie nicht schließen kann.

»Gibt es irgendein Problem?«, flüstere ich, und kalter Schweiß prickelt mir über den Rücken.

»Ja. Ich komme mit rein. Sonst könntest du ja einfach den Urin von irgendjemand anderem benutzen, nicht wahr?«

»Den Urin von jemand anderem? Wie sollte ich …«

»Mit Schläuchen, Wasserflaschen, deinem Mund – manche sind da sehr kreativ.«

Sie schließt die Tür hinter sich, verschränkt die Arme und starrt mich an, während ich die Hose runterziehe und mich auf die Toilette setze. Ich kann mich nicht erinnern, wann ich jemals vor einem anderen Menschen Pipi gemacht habe.

»Wie lange dauert das denn, Mädchen?«

»Ich kann es nicht, wenn jemand dabei ist. Außerdem muss ich gar nicht.«

»Okay, meinetwegen. Trink was, und dann versuchen wir es in einer halben Stunde nochmal.«

Ich trinke sechs Becher Wasser, obwohl ich weiß, dass es sinnlos ist. Ich bin konstitutionell nicht in der Lage, vor einem anderen Menschen zu urinieren. Melanie eskortiert mich auch diesmal.

Und beim nächsten Mal.

Und beim nächsten Mal.

Mittlerweile sind fünf Stunden vergangen, und ich kann verstehen, warum sie misstrauisch ist.

»Hör zu, wenn du Drogen genommen hast, ist das okay. Du wärst nicht die Erste, glaub mir. Aber du musst ehrlich zu uns sein, okay? Was hast du genommen? Pinkel in den Becher, und wir machen ein paar Tests, damit wir herausfinden können, wie wir dir helfen können.«

Ich schüttele den Kopf und blicke zu Boden.

»Okay, wenn du es auf die harte Tour willst, fein. Aber damit triffst du dich nur selbst. Ich habe den ganzen Tag Zeit.«

Alle zehn Minuten lugen sie durch ein kleines Fenster in der Tür zu mir herein, um zu sehen, was ich treibe.

Ich soll an einem »Gemeinschaftstreffen« in der »Lounge« teilnehmen. Da ich erst seit ein paar Stunden hier bin, kann ich nicht wirklich etwas beitragen, aber sie ermuntern mich, einfach zuzuhören.

»Für die von euch, die es noch nicht wissen«, beginnt Barbara und sieht mich an. »Die Gemeinschaftstreffen sind dazu da, um alle … Angelegenheiten … und andere Dinge zu besprechen, die euch auf der Seele liegen. Also, wer möchte anfangen?«

Schweigen. Einen Augenblick lang fürchte ich schon, das hier könnte eines dieser unbehaglichen Treffen werden, bei denen alle so tun, als seien sie gar nicht da. Doch dann bricht der

Zirkus aus, und ich erkenne, wie sehr ich mich geirrt habe. Das Schweigen diente nur dazu, Luft für den verbalen Marathon zu sammeln:

»Ich will eine Fernbedienung für den Fernseher …«

»Ich will verdammt nochmal koffeinhaltigen Kaffee!«

»… es ist so blöd, jedes Mal aufstehen zu müssen, um den Kanal zu wechseln.«

»Und koffeinhaltigen Tee auch! Vergesst nicht die Teetrinker!«

»Und es sollte einen Plan geben, wer wann fernsehen darf …«

»Wir brauchen dringend mehr Brettspiele.«

»… es ist wirklich nicht fair, dass Celie immer den Fernseher in Beschlag nimmt …«

»Eine Fernbedienung kostet – was? – zehn Pfund? Und wie viel zahlen wir dafür, dass wir hier sind?«

»… denn niemand sonst will ständig nur *Teenie-Mütter* gucken.«

»Wir sollten was zu essen vom Lieferservice bestellen dürfen!«

»Ich meine, will ich Fang die Maus spielen? Wer kennt noch Fang die Maus? Ich kann Monopoly echt nicht mehr sehen.«

»Und Risiko!«

»Die Schwestern müssen aufhören, mich mitten in der Nacht zu wecken – natürlich bin ich noch da, verdammt!«

»Und Doktor Bibber!«

»Und Sandwiches! Tagsüber! Nur hier auf der Station …«

»… ich bin schließlich nicht Houdini.«

»Längere Zigarettenpausen!«

»… denn die Leute wollen schließlich auch zwischen den Mahlzeiten mal was essen.«

»Okay! Okay, ich denke, wir haben zahlreiche Vorschläge gehört, und ich werde sie weiterleiten. Nun …« Barbaras Stimme bekommt plötzlich einen Kindergärtnerinnenklang, und einen Augenblick lang denke ich, sie will uns eine Geschichte vorlesen. »… Annabel hat die ganze Zeit über sehr geduldig dagesessen und die Hand gehoben, während alle anderen ihre Ideen preisgegeben haben, also werde ich ihr nun die Gelegenheit geben, zu sprechen, und wir alle werden zuhören.«

Sie tippt sich aufmunternd an die Ohren, für den Fall, dass jemand vergessen hat, wo sich unsere Hörorgane befinden. Annabel fängt an.

»Na ja es ist nur so dass ich letztens morgens aufgewacht bin und ich habe einen sehr niedrigen Blutzucker und ich wusste ich brauche unbedingt sofort was zu essen und war nicht in der Lage aufzustehen und mir etwas zu holen also habe ich geklingelt. Jedenfalls niemand ist gekommen und in der Zwischenzeit ist mein Blutzucker ganz in den Keller gegangen. Zum Glück hatte ich noch ein bisschen Honig im Zimmer aber wenn ich den nicht gehabt hätte dann glaube ich wäre etwas Ernstes passiert. Deshalb wollte ich einfach fragen ob es nicht eine gute Idee wäre die Klingeln zu kontrollieren damit ich nicht wieder in Gefahr gerate. Und ja. Das ist alles was ich sagen wollte.«

Barbara nickt müde. »Okay, Annabel. Wir werden sehen, ob wir die Klingeln kontrollieren lassen können. Gut! Dann ist das Gemeinschaftstreffen hiermit beendet.«

Zurück in meinem Zimmer, fühlt sich meine Blase an, als würde sie jeden Augenblick explodieren.

»Du musst doch sicher jetzt was machen«, seufzt Melanie.

»Muss ich auch, wirklich, aber ich …«

Es ist unser sechster Versuch. Jede Faser in mir möchte es, aber ich kann nicht. Ich versuche zu »drücken«, aber ich bin mir nicht einmal sicher, ob es das Richtige ist, um Pipi zu machen. Ich könnte heulen.

Vielleicht können sie stattdessen meine Tränen benutzen? Eigentlich will ich ihnen nicht einmal die geben.

»Trink noch fünf Becher Wasser«, sagt Melanie. Wie sich herausstellt, hat sie doch nicht den ganzen Tag Zeit, denn ihre Schicht endet um sechs. Sie wird von einer anderen Krankenschwester abgelöst, deren Aufgabe es ist, sicherzustellen, dass ich nicht ohne Aufsicht zur Toilette gehe.

Anders als Melanie eskortiert Justine mich nicht alle halbe Stunde ins Bad. Sie ist Jamaikanerin und sehr viel entspannter, wenn es ums Urinsammeln geht.

»Du willst Pipi machen? Nein? Okay. Wenn's passiert, passiert's.« Sie zuckt mit den Schultern.

Unter dem neuen Pipi-Regime entspanne ich mich ein wenig. Ich bleibe in meinem Zimmer, versuche zu lesen und tue so, als würde ich es nicht bemerken, dass Justine sechsmal pro Stunde durch den Beobachtungsschlitz blickt. Ich hoffe, dass so zu tun, als würde ich jemanden nicht sehen, mich nicht zu einer Lügnerin macht.

Im Moment bin ich vor allem mit vier Kategorien beschäftigt:

*GEMEIN/ZICKE*
*LÜGEN*
*KÖRPERFUNKTIONEN*
und
*PERVERS.*

Ich wiederhole die Buchstaben:
**NL, D, AHK, B.**

Und das sind die Taten, für die ich mich verantworten muss:

*GEMEIN/ZICKE:*

1. **N**ICHT ZUR TOILETTE GEHEN: *Melanie wird denken, dass ich nur Ärger machen will, weil ich nicht zur Toilette gegangen bin, als sie es mir gesagt hat, in einem erbärmlichen Versuch zu rebellieren.*

2. **L**ÄCHELN: *Auf dem Weg zur Toilette ist mir eine Patientin entgegengekommen und hat mich angelächelt, aber ich war zu sehr damit beschäftigt, darüber nachzudenken, dass ich zur Toilette muss, und als ich wahrgenommen habe, dass sie mich angelächelt hat, und den richtigen Gesichtsausdruck gefunden habe, um zurückzulächeln, war sie schon an mir vorbei. Es hat so ausgesehen, als hätte ich mit Absicht nicht zurückgelächelt, und das hat sie vielleicht traurig gemacht.*

*LÜGEN:*

1. **D**ROGEN: *Melanie wird denken, dass ich gelogen habe, als ich sagte, ich nehme keine Drogen – warum sonst sollte ich mich weigern, zur Toilette zu gehen?*

*KÖRPERFUNKTIONEN:*

1. **A**TMEN: *Habe ich zu tief geatmet, als Melanie mit mir auf der Toilette war? Hat sie es gehört, weil es so still war, und gedacht, dass ich abstoßend bin?*

2. **H**AARIGE BEINE: *Melanie hat mich beobachtet, als ich meine Hose runtergezogen habe. Oben auf meinen Beinen waren ein paar Haare, weil ich mich seit Irland noch nicht wieder rasiert habe. Möglicherweise hat sie gedacht, ich bin ungepflegt.*

3. **K**ÖRPERGERUCH: *Als ich aufgestanden bin, um mir die Hände zu waschen, hat Melanie sich nicht von der Tür wegbewegt, sodass wir nur wenige Zentimeter voneinander entfernt waren. Was ist, wenn mein Körper fürchterlich stinkt und ich es nicht riechen kann, aber sie?*

*PERVERS:*

1. **B**LICKKONTAKT MIT MELANIE: *Mein Bick hat Melanies gestreift, während ich auf der Toilette saß. Was, wenn sie denkt, dass es mich erregt, mit einer anderen Frau auf der Toilette zu sein und die Hosen runtergelassen zu haben, und dass ich versucht habe, Blickkontakt mit ihr aufzunehmen, um zu sehen, ob es ihr auch so geht?*

Irgendwann klopft Justine an meine Tür. »Es ist elf Uhr, Mädchen. In meinem Bericht steht, du hast seit zwölf Stunden nicht mehr gemacht. Das kann nicht gesund sein, Mädchen! Wo tust du das ganze Pipi hin?!«

Sie tut so, als würde sie unter meinem Bett nachsehen, was mich wütend macht.

»Okay«, sage ich und überlege, wie ich die Situation am besten erkläre. »Ich will mein Pipi nicht abgeben, und schon gar nicht kann ich Pipi machen, wenn jemand danebensteht, das ist einfach zu eklig. Aber ich muss so dringend, dass ich vielleicht einen Kompromiss machen würde. Wenn Sie draußen warten und mich allein reingehen lassen, dann …« Ich atme tief durch und nehme meinen Mut zusammen. »… dann gebe ich Ihnen mein Pipi.«

»Ohhh! Das Mädchen will ein bisschen Privatsphäre! Wieso hast du das nicht gleich gesagt?« Justine lacht mit einem herzhaften Gurgeln tief aus ihrem Bauch heraus.

Im Gegensatz zu Melanie ist sie mit dem Einfallsreichtum der Patienten offenbar nicht vertraut. Ich renne zur Toilette und gebe ihnen, was sie wollen. Als ich Justine den Becher präsentiere, klopft sie mir auf die Schulter. »Nun, das war doch gar nicht so schwer, was, Mädchen?« Lachend hüpft sie mit ihrer hart erkämpften Trophäe davon.

Der Tag endet mit einer Nachricht von ganz oben: Dr. Dax ändert meine Medikation.

Ich frage Barbara, ob sie den Grund dafür kennt. »Sehe ich aus wie ein Doktor, Honey?«, kommt die Antwort. »Wahrscheinlich ist es bloß ein Versuch. Du kannst deine Ärztin fragen, wenn sie kommt.«

Ich gehe mit Annabel zum Frühstück, esse aber nichts. Sie unterhält mich mit Geschichten von ihrem Ferienhaus in Malta, und ich bemühe mich, an den richtigen Stellen zu nicken. Anschließend heißt es zurück ins Zimmer. Bald bekomme ich Gesellschaft von Tilly, einer »Therapie-Koordinatorin« mit großen Augen, die gekommen ist, um mir dabei zu helfen, meine Zeit zu organisieren. Sie reicht mir eine Liste mit Aktivitäten.

»Das alles kannst du machen. Kreise einfach ein, was dich interessiert, und ich stelle dir deinen persönlichen Tagesplan zusammen. Außerdem wird dir ein Therapeut zugewiesen, mit dem du dich zweimal in der Woche zur kognitiven Verhaltenstherapie triffst.«

»Muss ich davon was machen?«

»Ja«, zwitschert sie. »Sonst verweigerst du dich der Therapie. Nur zu. Ich schaue auch nicht hin.«

»Okay …« Ich blicke hinunter auf die Liste. Ich gehe gern spazieren, also kreise ich »Gemeinsamer Spaziergang durch den Richmond Park« ein.

»Oh, den kannst du nicht nehmen! Spaziergänge gibt es nur für unsere risikoloseren Patienten.«

Ich entscheide mich für Kunsttherapie und reiche ihr den Zettel zurück.

»Du musst mehr als eine Aktivität wählen. Wie wäre es mit dem Theater-Workshop oder Yoga? Du hast OCD, richtig? Okaaayyy … wir haben auch eine Gruppentherapiesitzung für Patienten mit OCD. Sie trifft sich einmal in der Woche.«

Ich muss noch ein paar Aktivitäten mehr auswählen. Mittlerweile habe ich so viele Wörter angesammelt, hauptsächlich aufgrund von Tillys körperlicher Nähe (sie sitzt auf meinem Bett), dass ich sie nur noch loswerden will. Wahllos kreise ich noch ein paar Punkte ein.

»Die Stress-Diskussionsrunde, Familienunterstützungs-Sitzung, Depressions-Diskussions-Gruppe und Freies Schaffen im Kunstraum! Gute Wahl!«

Mit Schwung zieht sie mir das Blatt aus der Hand und marschiert Richtung Tür, wo sie sich noch einmal umdreht und mir zuzwinkert. »In den nächsten Tagen organisieren wir ein paar Einzeltherapiesitzungen, und Dr. Dax wird ebenfalls ein paarmal pro Woche vorbeikommen. Bis morgen habe ich deinen Tagesplan fertig! Er wird dir gefallen!«

Tilly schließt die Tür, und ich lege mich wieder auf mein Bett und versuche meine Angst zu verdrängen, dass ich Mundgeruch gehabt haben könnte, als ich mit ihr geredet habe, indem ich mir versichere, dass es höchst unwahrscheinlich ist, denn schließlich habe ich mir heute schon siebenmal die Zähne geputzt.

Ich schwänze das Mittagessen und bleibe den ganzen Tag in meinem Zimmer. Gegen 19.00 Uhr gehe ich in die Küche und koche mir eine Tasse koffeinfreien Tee.

Eine junge Frau mit schwarzen Haaren dreht sich zu mir um, und ich erkenne, dass sie es war, die mich angelächelt hat, als ich nicht schnell genug reagiert habe, um zurückzulächeln. Jetzt mache ich es wieder gut, indem ich sie besonders breit anlächle, und fühle mich wie eine *IDIOTIN*.

»Hey«, sagt sie. »Ich bin Frankie. Rauchst du? Du siehst aus, als würdest du rauchen. Hast du Lust, mit mir eine rauchen zu gehen, wenn du dir deinen Tee gemacht hast?«

Ich habe seit über einem Tag keine Zigarette mehr geraucht, weil ich Angst hatte, mein Zimmer zu verlassen oder jemanden zu fragen, wo der Raucherbereich ist.

»Okay«, sage ich. Sie tritt einen Schritt zurück und bedeutet mir mit einer schwungvollen Geste, dass ich den Wasserkocher benutzen kann. Sie steht beeindruckend still, aber es ist eine Regungslosigkeit ohne eine Garantie, wie lange es so bleiben wird. Dabei taxiert sie mich stumm mit schmalen Augen.

Sie erinnert mich an eine Katze.

Wir treten hinaus auf einen schneebedeckten Innenhof, setzen uns auf eine Bank und beobachten, wie die Rauchkringel in die Nachtluft hinaufschweben.

Frankie ist zweiunddreißig, verhält sich aber, als wäre sie zehn Jahre jünger. Sie erzählt mir, dass sie unter einer bipolaren Störung leidet und seit dem Internat in psychiatrischen Kliniken ein und aus geht. Zudem nimmt sie gelegentlich Heroin. Frankie hat eine hohe Position bei einem Ölgiganten, aber man sieht es ihr nicht an. Sie kichert wie ein Schulmädchen, wenn ihr Chef zu Besuch kommt, und spielt die Zu-krank-für-Besuch-Karte aus.

Recht früh während meines Klinikaufenthalts kommt ihr fünfzigjähriger Freund Archie sie besuchen, den sie bei einem ihrer letzten Male in der Psychiatrie kennengelernt hat. Er nimmt ebenfalls Heroin, und die Klinikmitarbeiter sind nicht sehr glücklich über seine Anwesenheit. Wir sitzen zusammen im Garten und rauchen uns durch eine Packung Zigaretten. Frankie sieht Archie verliebt an und bläst ihm mit einem kleinen Lächeln Zigarettenrauch ins Gesicht.

Ich lasse die beiden allein und gehe zurück in mein Zimmer. Dort begebe ich mich in Leseposition – aufrechter Sitz, Buch vor der Nase – damit die Schwestern mich nicht unterbrechen. Lesen wird als gesunder Zeitvertreib betrachtet, der nicht unterbrochen werden sollte, ganz anders als in die Luft zu starren. Ich habe meine etwa einstündige Schleife an Ritualen zu allem, was während des Rauchens draußen passiert ist, fast beendet, als eine hochrote Melanie in mein Zimmer gestürmt kommt, was bedeutet, dass ich wieder von vorne anfangen muss.

»Hast du Frankie gesehen? Du warst eben mit ihr zusammen, richtig?«

»Vorhin, ja, aber ich habe sie nicht mehr gesehen, seit ich auf mein Zimmer zurückgegangen bin.«

»Okay«, murmelt sie und stürmt wieder raus.

Um 21.00 Uhr werden die Medikamente verteilt, und ich sehe, dass meine Medikation schon wieder geändert wurde. Da Dr. Dax noch nicht einmal die Änderung von gestern erklärt hat, denke ich, dass es vielleicht ein Irrtum ist. Der Mann, der sie mir gibt und den ich bisher noch nicht hier gesehen habe, erklärt mir, dass ich sie nehmen soll und dass es ganz sicher kein Irrtum ist.

Wenig später wird Frankie von den Schwestern durch die Tür gezogen. Sie ist ganz grau im Gesicht. Wie sich herausstellt, ist sie ausgebüxt und mit Archie nach Hause gefahren, um Heroin zu nehmen.

Ich stehe gerade am Wasserspender im Hauptkorridor, als sie ankommt.

Erleichtert stelle ich fest, dass ich noch spüren kann, wie es sich anfühlt, traurig zu sein.

# 23
# Loser, Freund

»Sie wollten mich auf die Entzugsstation verlegen«, erklärt Frankie mir während des Frühstücks am nächsten Tag mit vollem Mund. »Aber da habe ich nicht mitgemacht. Du bist die Einzige hier, die ich mag, also müssen wir auf derselben Station bleiben.«

Ich lächle und füge **EI**GENBRÖTLERIN zur Kategorie *LANGWEILER/LOSER* hinzu, weil mein Grinsen so breit ist, dass ich aussehen muss wie ein freundeloses Ekel.

»Hast du schon mal bei irgendwas auf deinem Wochenplan mitgemacht?«, fragt Frankie. Ich schüttle den Kopf, weil ich nicht mit vollem Mund sprechen will, und setze DUMME **ST**UMME auf meine Liste, ebenfalls unter *LOSER*.

»Ich auch nicht. Das ist ja auch alles beschissen!«, erklärt sie. »Ich sag dir was: Heute werden wir Spaß haben!«

»Welche Art von Spaß?«, antworte ich und versuche nicht allzu reserviert zu klingen, denn das wären drei Einträge in *LOSER* in weniger als einer Minute.

»Keine Ahnung! Wir werden schon was finden, was wir tun können. In einem alten Gebäude wie dem hier gibt es jede Menge zu tun – es ist wie ein Schloss! Wir sollten mal auf Erkundungstour gehen.«

»Aber die Schwestern checken alle fünf Minuten, ob du noch da bist …«

»Keine Sorge.« Sie grinst. »Ich bin Profi.«

Frankie informiert die heutige Schwester, Kelsie, dass wir nach unten gehen, um eine zu rauchen, woraufhin diese uns darüber informiert, dass sie uns vom Fenster aus im Auge behalten wird.

Draußen im Garten erwartet mich eine weitere Überraschung. Ein gertenschlankes Mädchen mit blasser Haut, blondierten Haaren und einem schmalen, kantigen Gesicht zieht an ihrer Zigarette. Es durchfährt mich wie ein Blitz: Wir sind zusammen zur Schule gegangen. Sie war ein Jahr über mir: aufmüpfig und beliebt. Und hier ist sie nun, mit bandagierten Handgelenken, und sieht aus wie der leibhaftige Tod.

»Hey«, bringe ich mühsam heraus. »Chloe, richtig?«

»Yeah.«

Zu spät erinnere ich mich daran, dass die Menschen hier nicht erkannt werden wollen, und ich hasse mich, weil ich so taktlos war. Frankie dagegen hat damit keine Probleme.

»Oh, coooool, Babes. Auf welchem Internat wart ihr?«

»Hambledon«, antworten wir einstimmig.

»Ha! Ist nicht wahr. Meine Stiefschwester ist da. Katie Moore?«

»Ich kenne sie nicht, aber ich erinnere mich an den Namen«, sage ich.

»Sie ist okay …«, fährt Frankie fort. »Aber ihre Mum, meine ›Stiefmutter‹, wie es so schön heißt, ist eine echte ZICKE. Sie hat unsere Familie zerstört. Kein Witz. Chloe, du, ich und Lily, wir haben bestimmt ne Menge gemeinsamer Freunde. Haha! Witzig, nicht wahr!? Wir drei, von den besten Privatschulen des Landes, direkt auf die Priory University. Diese Internate machen einen echt sowas von *fertig!*«

Chloe lächelt dünn.

»Okay, also … wir sind dann mal weg«, sagt Frankie. »Wir sehen uns!«

Ich hebe kurz die Hand und winke Chloe zu, während ich die Tür zum Hof hinter uns schließe. Frankie hat keine Zeit für Verabschiedungen; sie marschiert schon über den Flur.

»Wir waren knapp sieben Minuten weg, das heißt, sie werden schon nach mir suchen. Unsere Station ist gleich hier die Treppe hoch, also müssen wir da lang gehen, um nicht gesehen zu werden.«

Wir sprinten über die Korridore, an Patienten vorbei, die sich im Kunstraum kreativ betätigen, und an weiteren Räumen mit »Belegt«-Schildern, in denen die Leute durch Reden geheilt werden, bevor wir durch eine Tür stolpern, ein paar Stufen hinunterrennen und die nächste Tür aufstoßen. Diese letzte muss ein magisches Portal sein, denn plötzlich liegt das Surren und Dröhnen des Krankenhauses weit hinter uns.

»Ups«, sagt Frankie und starrt auf eine winzige Treppe, die nach unten führt. Ich renne kichernd hinunter, um zu beweisen, dass ich kein *LOSER* bin.

»Komm schon, Frankie! Sieh dir diese alte Holztür an!«

Frankie erscheint keuchend neben mir.

Ich lache. »Wetten, dass sie abgeschlossen ist?«

*LOSER.*
*LOSER.*
*LOSER!*

»Drück mal dagegen!« Frankie ist jetzt direkt hinter mir und schiebt mich nach vorn, als ich nach dem Türgriff fasse.

Wir stolpern mit dem Kopf voran auf den Teppich.

Es scheint ein altes Sprechzimmer zu sein, das seit Jahren nicht mehr benutzt wird. Im Laufe der Zeit haben die Mitarbeiter des Krankenhauses das Zimmer offenbar als Lagerraum benutzt und jede Menge Zeug darin abgestellt. Für den Durchschnittsbürger mag es aussehen wie eine Müllkippe, für zwei gelangweilte Patientinnen ist es eine wahre Schatzkammer.

Frankie dreht sich auf einem Bürostuhl hinter dem Schreibtisch, in der Hand einen Block und einen Stift, die sie irgendwo gefunden hat.

»Nun, Lily«, sagt sie gedehnt mit einem starken deutschen Akzent und tut dabei so, als würde sie etwas aufschreiben. »Ich werde Ihnen nun Ihre Diagnose mitteilen! Sie sind vööölig verrrrrückt!«

Ich wühle in einer Kiste mit Hunderten von gelben Zeitschriften des British College of Psychiatrists von 1950 bis 1990.

»Frankie, sei still, sonst hört uns noch jemand! Schnell, komm her und sieh dir an, was ich gefunden habe!«

Frankie schlängelt sich um einen vergoldeten Spiegel herum, der aus unerfindlichen Gründen mitten im Zimmer steht, und hockt sich neben mich.

»Sieh dir all diese alten Zeitschriften an!«

»O MEIN GOTT!«, quiekt Frankie. »Gut gemacht! Das ist Bettlektüre für mindestens einen Monat!«

Doch Frankie kann nicht bis zum Abend warten. Sie zieht willkürlich ein Heft nach dem anderen aus der Kiste und blättert sie so schnell durch, als hätte man die Vorspultaste gedrückt, so wie ich als Kind bei den Videokassetten. Die Hefte sind voll mit grellbunten Werbeanzeigen, die verkünden, wie fantastisch Tabletten sind. Ein Comic-Hubschrauber verspricht, dass Parnate ein wahrer Stimmungsheber ist. Ein paar Seiten später besagt ein Fahrschein, der über eine Menschenmenge in einem Bahnhof montiert ist, dass man mit Orap 1. Klasse aus der Klinik in die Gesellschaft zurückkehrt. Und dann folgen Bilder von Leuten in diesen verzerrten Spiegeln, wie man sie auf dem Jahrmarkt findet, ganz schlängelig, klein oder groß, und darüber steht: »Depressive Menschen gibt es in allen Formen und Größen … fast alle reagieren gut auf PROTHIADEN.«

»Diese Pillenanzeigen sind einfach genial!« Frankie lacht.

»Heute dürfte die Pharmaindustrie niemals solche Werbung machen. Denkst du, das Zeug ist irgendwas wert? Ich meine, sammeln die Leute so was?«

»Vielleicht ... Ich möchte die Studien darin lesen, während ich hier bin. Die klingen wirklich spannend. Lass uns ein paar davon mitnehmen«, sage ich mit mehr Überzeugung, als ich tatsächlich spüre. »Es ist ja nicht so, als ob irgendjemand sie haben wollte.«

»Einverstanden. Oh Mist! Guck mal auf die Uhr! Die Schwester wird garantiert ausrasten!«

Wir verstecken die Hefte unter meinem Parka, den ich zum Rauchen angezogen hatte. Ich sehe aus, als würde ich jeden Augenblick ein quadratisches Baby zur Welt bringen.

»Wieso willst du nur die von 1981?«, fragt Frankie.

»Ich will einfach einen kompletten Jahrgang. Ein Set.«

»Ist das so eine OCD-Sache?«

»Glaub nicht. Es ist einfach logisch.«

»Okay, Babes, verstehe.« Frankie greift sich wahllos ein paar Zeitschriften und stopft sie in ihre Handtasche, die sie immer dabeihat. »Du hast recht. Wir müssen los.«

Ich öffne die Tür einen Spalt breit und linse hinaus, um sicherzugehen, dass niemand kommt.

»Die Luft ist rein!«

Wir sprinten los und schlängeln uns durch die oberen Etagen der Klinik, um nicht an den Schwesternzimmern der anderen Stationen vorbei zu müssen und dort entdeckt zu werden – irgendwie weiß Frankie genau, wo sie alle sind –, bevor wir wieder zu unserer Station hinuntersteigen.

»Wo wart ihr?«, fragt Kelsie wütend und trommelt mit den Fingern gegen die Wand.

»Im Kunstraum, Bilder malen«, sagt Frankie ohne Zögern.

»Und wo sind dann die Bilder?«

»Na, auf dem Kunstregal?! Zum Trocken?!«

Ich nicke enthusiastisch und hoffe, eine würdige Komplizin abzugeben.

»Oh!«, sagt Kelsie und lächelt. »Nun, das ist großartig. Wirklich toll … Bis später.«

Besänftigt rauscht Kelsie davon. Ich sage Frankie, dass ich auf mein Zimmer gehe, um die Zeitschriften im Schrank zu verstecken und schon mal ein paar davon zu lesen. Frankie sagt »Kein Stress, Mann«, was wohl »Okay« heißt, und marschiert Richtung Lounge.

Ich schleiche mich am Schwesternzimmer vorbei, um bloß nicht in ein Gespräch mit einem anderen menschlichen Wesen verwickelt zu werden. In meinem Zimmer verstecke ich alle Zeitschriften bis auf die Ausgabe von November 1981, mit der ich es mir im Bett gemütlich mache. Ich verlasse mich einfach darauf, dass die Schwestern nicht erkennen, was es ist, und denken, ich lese bloß ein neues Buch.

Also lehne ich mich in die Kissen zurück, nehme Leseposition ein und starre konzentriert auf eine Seite mit einer Kinderzeichnung von einem weinenden Gesicht auf einem Strichmännchenkörper. Darüber steht: »Meine Mum.« Das Gesicht hat Augen mit Farbtröpfchen, die wie Tränen von ihnen hinablaufen, und einen dicken rosafarbenen, nach unten gezogenen Mund. In der Ecke steht in Kinderschrift: »Cordelia W., 4 Jahre«.

Unter dem Bild steht eine Textzeile: »Welches Antidepressivum ist hocheffektiv ohne die typischen trizyklischen Nebenwirkungen? Siehe nächste Seite für weitere medizinische Informationen.«

Es ist eine Stunde und fünfzig Minuten her, seit ich zuletzt allein war. Es war schön, mit Frankie zusammen zu sein, aber meine Liste hat sich wie immer gefüllt, und nun fühle ich mich, als müsste ich platzen. Wenn ich längere Zeit am Stück mit anderen Menschen zusammen bin, ist es, als würde sich ein

Damm in meinem Kopf bilden. Er kann die Wörter eine Zeit lang zurückhalten, aber irgendwann brechen sie aus und laufen über, und dann gibt es Chaos.

Ich lege mich zurück und versuche, die Wörter zu sortieren.

Am Morgen des fünften Tages klopft es an meine Tür. Ich blicke auf und sehe Tilly durch den Observationsschlitz lugen.

»Lily«, erklärt sie, während sie ins Zimmer kommt, »wir müssen reden. Die Schwestern haben mir erzählt, dass du nicht zu deinen Kursen und Sitzungen gehst. Erinnerst du dich, was ich über die Verweigerung deiner Therapie gesagt habe?« Breites Lächeln. »Nun, wenn du nicht mitmachst, werde ich es Dr. Dax sagen müssen, und wir werden dich möglicherweise auf eine andere Station verlegen müssen, auf der man dich besser im Auge behalten kann.«

»Stimmt«, sage ich. »Aber Sie haben sich auch nicht an den Zeitplan gehalten. Ich habe immer noch keinen Therapeuten für die kognitive Verhaltenstherapie.«

Tillys Lächeln versiegt. Frankies Gesicht erscheint im Observationsschlitz. Sie zieht Grimassen und wedelt mit dem Zeigefinger wie Tilly. Ich versuche nicht zu lachen.

»Wir bemühen uns, dir in einer schwierigen Zeit die bestmögliche Behandlung zukommen zu lassen. Und im Augenblick heißt das, dass du an deinen Aktivitäten teilnehmen musst.«

»Aber keiner der Kurse hilft mir wirklich weiter. Alle beinhalten, dass ich für lange Zeit in einer großen Gruppe Menschen sitzen muss, und solche Situationen verschlimmern mein OCD nur noch.«

»Wie wäre es mit Yoga?«

»Yoga ist die Hölle. Ich liege da, und mein Kopf arbeitet, und ich bin gestresst, weil ich mir vorstellen soll, dass ich auf irgendeinem Berg stehe, den es überhaupt nicht gibt. Wenn es mir besser ginge, wäre das vielleicht toll, aber im Moment ist es das Letzte, was ich tun will.«

»Die Schwestern werden mich auf dem Laufenden halten. Denk drüber nach.« Sie tätschelt mir die Schulter, was eine Welle von Nachbeben durch meinen Körper jagt.

*Werden Spuren von meiner* **SCH**ULTER *an ihrer Handfläche bleiben?*

Tilly wendet sich zur Tür. Frankies Gesicht verschwindet kurz, aber nur dreißig Sekunden später platzt sie in mein Zimmer.

»Morgen! Zeit fürs Frühstück! Und, musst du jetzt zu deinen Kursen gehen, oder was?«

»Du hast gelauscht!«

»Neeeiiin, keineswegs. So ist das nicht. Ich passe nur ein bisschen auf dich auf.« Sie nimmt mir den personalisierten Zeitplan aus der Hand. »Oooh! Heute hast du Kunst! Ich auch. Da gehen wir zusammen hin.«

Jennys Stimme schwebt durch den Raum wie von einer Entspannungs-DVD.

»Wählt das, womit ihr arbeiten wollt – Plastilin, Buntstifte, Bleistifte oder Farbe. Entscheidet selbst.«

Wir sitzen zu sechst um den Tisch herum. Eine dicke Frau von einer anderen Station starrt mit leerem Blick ins Nichts und rollt dabei langsam die pinkfarbene Knetmasse im Kreis.

Links neben mir sitzt ein ehemaliger Soldat namens Sam, der wegen einer posttraumatischen Belastungsstörung behandelt wird. Er baut Pistolen aus gelber Knete.

Rechts neben mir reckt Frankie ihre Buntstifte in die Luft und kann es kaum erwarten loszulegen. Ein Mädchen mit pinkfarbenen Haaren, Delia, bereitet Farben und Pinsel vor.

Und dann ist da noch Amy. Amy kommt aus Kansas, lebt aber mittlerweile mit ihrem Mann und ihren zwei Kindern in

Fulham. Ihre Probleme drehen sich vor allem um die Angst, ihr Gesicht könnte nicht so gut aussehen wie das der anderen Mütter. Zudem ist sie von ihrer Aufgabe als Elternsprecherin gestresst und zunehmend irritiert von den diplomatischen intermütterlichen Beziehungen nachmittags auf dem Spielplatz.

»Ich bin es einfach so verdammt leid«, erklärt sie, »mich von diesen Supermamis fertigmachen zu lassen. Versteht ihr?«

Jenny nickt mitfühlend. Dann sagt sie: »Das heutige Thema lautet: Selbstvertrauen. Ich möchte, dass ihr alle etwas zeichnet, baut oder erstellt und damit ausdrückt, was ihr beim Begriff Selbstvertrauen empfindet. Ihr habt dreißig Minuten.«

Frankie lehnt sich zu mir rüber und flüstert: »Wetten, meins wird klischeemäßiger als deins?«

»Die Wette gilt. Wirst schon sehen, was du davon hast«, flüstere ich zurück.

Frankie zeichnet sich selbst halb als Luzifer, halb als Gabriel. Ich zeichne eine schlaksige menschliche Puppe, die aus einer kauernden Position nach oben gezogen wird. Je größer sie wird, desto hässlicher wird sie auch.

»Oh, wow, das ist atemberaubend, Lily«, sagt Jenny, als die halbe Stunde vorbei ist. »Kannst du ein paar Worte über deine Arbeit sagen?«

»Ähm, ja, ich, ähm … ich finde … zu viel Selbstvertrauen ist hässlich. Ja, das denke ich. Deshalb habe ich das gemalt.«

Frankie hat sich ihren Pulli halb übers Gesicht gezogen und versucht ihr Lachen als Husten zu tarnen. Es gelingt ihr nicht wirklich.

»O mein Gott!«, ruft Amy. »Das ist mit das Machtvollste, was ich je gehört habe. Zu viel Selbstvertrauen ist hässlich.«

Sie schüttelt ungläubig den Kopf. »Das werde ich mir aufschreiben. Vielleicht lasse ich es mir sogar auf Leinwand drucken und hänge es mir in den Flur. Zu viel Selbstvertrauen ist hässlich …«

# 24
# Schlittschuh laufen

Als ich an diesem Morgen aufwache, sehe ich ein Paar weiße Schlittschuhe vor meinem inneren Auge. Stundenlang sehe ich nur noch, wie die Spitze einer Kufe hinten in meinen Schädel donnert und Stücke vom Knochen absplittern, bis das Blut spritzt. Ich rede mir ein, dass ich nie wieder an etwas anderes werde denken können, und der Gedanke wird immer gewaltiger und mächtiger.

Draußen höre ich Dr. Dax über den Flur staksen. Sie kommt in einer Wolke aus Übelkeit erregendem Parfüm und Designerkleidung ins Zimmer geschossen, hockt sich auf mein Bett und versucht mit mir darüber zu plaudern, ob ich meinen Aufenthalt hier genieße.

Das ist zu viel.

Ich schreie sie an und frage, warum sie einfach ohne Erklärung meine Medikation ändert. Meine *REICHE-GÖRE*-Kategorie läuft schon über, aber dieses eine Mal ist es mir egal.

»Ich kann nicht mehr aufhören zu essen!« Ich gestikuliere in meinem Zimmer herum, zeige auf die Süßigkeiten- und Schokoladen-Papiere, die überall auf dem Boden liegen, und auf den Stapel Chips-Verpackungen im Abfalleimer und wedele mit der halb gegessenen Banane in meiner Hand vor ihrem Gesicht herum wie ein verrücktes Affenmädchen. »Ich war nie so! Diese Pillen lassen mich alles essen, was ich in die Finger bekomme, und Frankie sagt, es ist wahr. Sie hat sie auch schon mal genommen, und man weiß einfach nicht mehr, wann man satt ist. Und warum hatte ich noch keine einzige Sitzung in kognitiver Verhaltenstherapie? Dr. Finch sagt, das ist die einzige Verhaltenstherapie, die bei OCD hilft. Warum habe ich gestern den ganzen Nachmittag rumgesessen und mir angehört, wie irgendwelche dummen Leute ›Stress‹ mit einem Spinnendiagramm auf einem großen Whiteboard definiert haben, und wieso muss ich im Depressionskurs einen Sorgenbaum zeichnen?«

Dr. Dax erwidert mit ruhiger Stimme: »Es tut mir leid, dass Sie in Bezug auf den Service, den Sie hier erhalten, ein wenig negativ empfinden.«

»Das ist alles IHRE Schuld!«, heule ich. »IHRE Schuld, dass ich nicht aufhören kann, an Schlittschuhe zu denken, weil Ihre Behandlung FALSCH ist. Ich würde gar nicht an Schlittschuhe denken, wenn SIE nicht einfach meine Medikation geändert und mich gezwungen hätten, in riesigen Gruppen mit so vielen Menschen zu sitzen, und ICH FÜHLE MICH GANZ FALSCH IM KOPF, UND ES IST SCHLIMMER ALS VORHER. Und jetzt sitzen Sie hier und machen mich wütend, und alles, woran ich denken kann, sind SCHLITTSCHUHE, DIE AUF MEINEN KOPF DONNERN …«

Wieder sehe ich, wie ein weißer Schuh auf meinen Schädel zielt. Ich zucke zusammen. Der Gedanke wird so real, dass ich höre, wie mein Knochen knackt.

»Lily«, sagt Dr. Dax langsam. »Haben Sie sich jemals mit dem Gedanken auseinandergesetzt, dass Sie psychotisch sein könnten?«

»Das bin ich nicht! Dr. Finch hat mich gewarnt, dass andere Ärzte das sagen könnten. Das ist eine Intrusion, aber davon haben Sie natürlich keine Ahnung, weil ich nicht mal sicher bin, ob Sie überhaupt wissen, was OCD ist. Gehen Sie weg!«

»Wie Sie wünschen.«

Dr. Dax verlässt das Zimmer.

Eine Schwester kommt mit einem winzigen Becherchen Wasser und einer Tablette herein.

»Hier, nimm das.«

»Ich will nicht.«

»Es ist besser, wenn du sie nimmst.«

Ich bin zu müde, um mich zu widersetzen, also richte ich mich auf, schlucke die Tablette und lege mich wieder hin. Die Welt um mich herum wird unscharf und verlangsamt sich, und ich spüre, wie eine dumpfe Benommenheit mich überkommt.

Ich sinke tiefer in mein Kissen und schlafe.

Gegen 16.00 Uhr stürmt Frankie in mein Zimmer. »O mein Gott, kannst du dich mal zusammenreißen, ich hatte so einen langweiligen Tag ohne dich!«

Benommen richte ich mich auf.

»Okay, jetzt ist wieder Spaßzeit. Ich war auf Erkundungstour, während du unter Drogen gestanden hast. Da oben unterm Dach gibt es eine ganze Etage mit Büros, von denen wir nichts wussten.«

Wir warten, bis die Schwestern Schichtwechsel machen, denn dann sind sie so mit ihrem Papierkram beschäftigt, dass sie nicht bemerken, wie wir die Station verlassen. Zielstrebig laufen wir hoch unters Dach. Die Büros sind nicht abgeschlossen, und sobald wir drin sind, fängt Frankie schon an, durch die Schubladen zu wühlen.

»Heilige Scheiße! Sieh mal hier, eine echte Schere! Ich sage dir, mit der kann man ein paar Handgelenke aufschlitzen. Die nehme ich mit.«

»Aber du ritzt nicht und ich auch nicht.«

»Ja, aber die könnten trotzdem nützlich sein.«

»Frankie!« Ich bin so aufgeregt, dass ich ihren Arm packe, bevor ich es bereue, denn unaufgeforderter Körperkontakt könnte mich PERVERS erscheinen lassen. »Frankie, warte!«

Ich ziehe ein gelbes Post-it von der Wand und wedele damit.

»Das ist ein Post-it?«

»Nein! Sieh doch mal! Wir wissen doch nie, wie wir durch die ganzen verschlossenen Türen kommen, richtig? Nun, hier ist der Code! Irgendwer hat ihn auf ein Post-it geschrieben, um ihn nicht zu vergessen!«

Wir rennen wieder nach unten in einen anderen Flügel der Klinik und versuchen möglichst unauffällig zu wirken, wenn wir an einem der Klinikmitarbeiter vorbeikommen. Frankie tippt den Code ein. Die Tür schwingt auf und öffnet den Weg zu einem Korridor, doch keine von uns hat den Mut hindurchzugehen, aus Angst, irgendwelchen Verrückten zu begegnen. Also zurück in die andere Richtung, aus der wir gekommen sind, dann ein paar Treppen hoch und einen anderen Korridor entlang, wo eine neue Tür lockt. Diese ist nicht gesichert und führt zu einem Treppenhaus. Wir laufen bis ganz nach oben, wo eine weiße Tür zu einem Notausgang führt. Genauer gesagt: eine angelehnte weiße Tür.

Wir können es nicht glauben. Hier, direkt vor unserer Nase, liegt ein Stück echtes Leben.

Es ist mir immer noch nicht gestattet, mich den Spaziergängen im Park anzuschließen oder mit Begleitung zum Laden an der Ecke zu gehen, weil ich als zu »riskant« eingestuft bin. Und nach ihrer letzten Eskapade hat auch Frankie keine Chance, mal vor die Tür zu gehen. Die einzige Frischluft, die wir bekommen, ist im Raucherhof.

»Lily, weißt du noch, wie sauer du warst wegen deiner Cola?«

Vor drei Tagen wurde entschieden, dass ich zu viel Cola Light trank, und die Sixpacks, die Mum mir mitgebracht hatte, wurden konfisziert. Jetzt stehen sie im Schwesternzimmer hinter Schloss und Riegel, und ich bekomme eine pro Tag, wenn ich dort anklopfe und vor den Schwestern buchstäblich zu Kreuze krieche.

»Ein Stück die Straße runter ist ein Kiosk«, haspelt Frankie aufgeregt. »Ich weiß es, weil die Schwestern mit mir und den anderen hingegangen sind, um Kippen zu kaufen, als ich noch rausdurfte. Wir laufen hin und besorgen dir haufenweise Cola, und dann kannst du sie heimlich trinken.«

Wir drücken die Tür auf. Es ist erst sechs Uhr abends, aber draußen ist es schon dunkel. Ich sauge den wirbelnden Wind in heimlicher Ekstase in mich hinein. Geduckt schleichen wir die Feuertreppe hinunter und hinaus in eine dünne Schneeschicht.

Zitternd stapfen wir in unseren T-Shirts die Straße hinunter. Ich habe erwartet, dass der Mann im Geschäft hinter der Kasse uns Freaks aus einer Meile Entfernung erkennen würde, aber er interessiert sich überhaupt nicht für uns. Zum ersten Mal seit meiner Ankunft fühle ich mich wie ein normaler Mensch. Frankie, die treue Handtasche immer zur Stelle, kauft so viel Cola, wie wir tragen können.

Wir könnten jetzt einfach abhauen, ein Taxi zum Flughafen nehmen und ein Ticket nach Amerika kaufen (Frankie sagt, sie hat genug Geld auf ihrer Karte, um es zu bezahlen). Wir könnten in einen Club fahren und feiern gehen oder uns einfach umbringen, was der ursprüngliche Plan war.

Aber wir tun es nicht. Wir drehen uns um, laufen zurück zur Feuerleiter und schlüpfen rasch durch die Tür und in unsere Zimmer, als wäre nichts geschehen.

»Ich glaub's nicht!«, ruft Paula. »Diese verdammte Fernbedienung funktioniert schon wieder nicht. Ich verstehe nicht, wieso sie nicht einfach ein paar Batterien besorgen können. Es ist ja nicht so, als würden wir nicht genug bezahlen, um hier zu sein!«

»Wie viel kostet es, hier zu sein?«, frage ich wie ganz nebenbei. Ich weiß, dass es nicht wenig ist, aber bisher habe ich noch nicht herausgefunden, wie viel genau.

»Neunhundert Pfund pro Tag oder so. Stimmt doch, oder, Annabel?«

»Ungefähr, ja«, antwortet diese abwesend und kaut an einem Stück Haut an ihrem Zeigefinger.

Mein Magen sackt mir in die Kniekehlen. Seit meiner Ankunft ist meine Medikation so häufig verändert worden, dass ich mich wie ein menschliches Versuchskaninchen fühle, und ich hatte noch nicht eine einzige ernstzunehmende Therapiestunde. Im Grunde habe ich nichts getan, außer den ganzen Tag mit Frankie rumzuhängen, zu rauchen und fernzusehen, und das alles für knapp neunhundert Pfund pro Tag. Ich muss hier raus.

Es ist 13.18 Uhr, und ich erwarte einen Anruf von Dr. Finch um 13.30 Uhr. Erfahrungsgemäß wird sie zwischen 13.35 und 13.45 Uhr anrufen. In Vorbereitung auf diesen monumentalen Anlass habe ich mein Ritual für diesen Tag vollständig beendet, sodass ich mich ganz auf dieses Telefonat konzentrieren kann. Dummerweise liege ich mit meiner Zeitplanung völlig daneben. Ich beende mein Ritual um 13.06 Uhr, was mir etwa eine halbe Stunde gibt, um neue Wörter zu generieren. In einem verzweifelten Versuch, das zu verhindern, greife ich die alte Upper-Ock-Taktik auf und gehe ins Fitnessstudio, wo ich das Laufband auf die schnellste Stufe stelle.

Zum allerersten Mal ruft Dr. Finch vor der abgemachten Zeit an.

Mein Handy, das ich vorne in den Flaschenhalter gelegt habe, vibriert. Mist.

Panisch drücke ich auf den Not-Stopp und greife nach dem Handy. Das Band reduziert von zwanzig Stundenkilometern auf Stillstand, und ich falle hinten runter. Mein Handy schießt über den gebohnerten Boden. Ich krieche hinterher, greife danach und wiege es in meinen Händen wie ein verletztes Vogelbaby. Dann renne ich auf den Flur, kauere mich zu einem verschwitzten Bündel zusammen, drücke auf Grün und halte mir den Hörer ans Ohr.

»Hi, hier ist Lily«, keuche ich.

»Hi Lily, ich bin's, Dr. Finch. Du hast geschrieben, dass du mit mir sprechen möchtest?«

»Ich muss hier raus. Ich habe rausgefunden, wie viel es kostet, und ich fühle mich schrecklich, denn das ist eine wahnsinnige Summe für meine Behandlung. Und ich habe mich geirrt. Sie sind die Einzige, die mir helfen kann. Aber ich kann hier nicht einfach so raus, also müssen Sie mich verlegen lassen. Der ganze Mist, den ich gesagt habe, tut mir leid. Ich habe es nicht so gemeint. Ich war bloß … Alles war so verworren. Wenn Sie mich wieder zurücknehmen, verspreche ich, brav zu sein und alles zu tun, was Sie sagen, und …«

»Warte, warte. Langsam. Du kannst nicht mehr nach Ticehurst kommen. Die Station ist mittlerweile geschlossen. Aber ich praktiziere auch in Godden Green, in Sevenoaks. Dort könntest du unterkommen. Aber bist du sicher, dass du das auch wirklich willst?«

»Ja, ja, absolut.«

»Okay. Ich kümmere mich darum. Ich werde mit deinen Eltern und mit der Klinik sprechen und organisiere deine Verlegung.«

»Okay, danke. Vielen, vielen Dank. Bye.«

»Bye, Lily.«

Sie legt auf. Erleichterung und Freude pulsieren durch meinen Körper und schießen wie ein Stromschlag in mein Herz.

Jetzt muss ich es nur noch Frankie sagen.

Ich warte mit meiner Tasche vor dem Eingang, als Mum in ihrem Beetle vorfährt. Die Schwestern kommen nicht heraus, um mich zu verabschieden, aber Frankie und Delia. Eine Umarmung ist in dieser Situation obligatorisch.

»Lebt wohl!«, rufe ich vom Beifahrersitz, und Delia grinst und antwortet: »Ciao.«

»Ich sage nicht Lebewohl. Das hier ist kein Lebewohl«, sagt Frankie, und das Lächeln verschwindet von ihrem Gesicht. Sie dreht sich um, packt Delia am Arm und geht zurück in die Eingangshalle. Die großen Doppeltüren schwingen hinter ihr zu, und ich sehe ihr nach, bis sie verschwunden ist.

Frankie wird mir fehlen. Sie war konstant und unvermeidlich auf eine Art, die nicht einmal meine Listen zerstören konnten. Sie sprudelte förmlich vor Leben und einer Gier danach, sich zu amüsieren, und sie hat die Hand nach einer Version von mir ausgestreckt, von der ich geglaubt hatte, sie für immer verloren zu haben. Sie hat mich gepackt, als ich es am wenigsten erwartet habe, und von der Kante zurückgezogen.

# 25
# Sevenoaks

Im Auto neben meiner Mutter dreht mein Magen einen Looping nach dem anderen. Ich möchte ihr zurufen, sie soll anhalten, links ranfahren, drehen, nach Hause fahren, oder irgendwo anders hin, nur nicht zu Dr. Finch.

Zwischen uns herrscht ein freundschaftliches Schweigen, und wir lassen London mit einem Ruck hinter uns, als wir auf die M25 auffahren. Um uns herum geht ein wolkenloser blauer Vormittag seinen Geschäften nach, unbeirrt von dem nervösen Kribbeln, das diese Strecke in mir hervorruft, die ich mit der Rückkehr ins Internat und meinen Sitzungen bei Dr. Finch assoziiere.

Sevenoaks unternimmt einen kurzen Versuch, sich als so etwas wie eine Stadt zu präsentieren, aber der Eindruck schwindet so schnell, wie er gekommen ist. Schon bald finden wir uns auf einer steilen Straße zwischen Feldern wieder, die sich zu einem Tor hinaufwindet, das den Weg zu einer albern langgezogenen Einfahrt freigibt, die wiederum wie ein Pfeil auf Dr. Finchs zweites Zuhause deutet: das Cygnet Hospital. Das Gebäude sieht aus, als wäre es noch vor gar nicht langer Zeit ein fröhliches Landhaus gewesen.

Eine blonde Frau an der Rezeption weist uns den Weg. Oben auf der Station stellt der Oberpfleger Bob sich vor und führt mich zu meinem neuen Zimmer. Ich überlasse Mum das Reden und nicke nur. Wir laufen am Schwesternzimmer vorbei, dessen Tür offen steht.

Aus dem Augenwinkel sehe ich Dr. Finch, die mit rotem V-

Pulli, braunem Bleistiftrock und typisch ungezähmten Haaren an einem Schreibtisch lehnt und sich mit einer der Schwestern unterhält. Doch ihr Blick streift uns, als wir vorbeigehen. Ich kann ihr noch nicht in die Augen sehen und starre geradeaus, um den Moment, in dem ich ihr gegenübertreten muss, noch ein paar Minuten hinauszuzögern.

Mein Zimmer erinnert an ein Bed & Breakfast auf dem Land, das man einem modernen Facelift unterzogen hat. Es hat ein funktionales Badezimmer, eine breite Fensterbank, auf der man sitzen kann, und bietet einen Blick ins Grüne. Bob reicht mir einige Formulare, in denen ich mein Risiko zur Selbstverletzung und meine Selbstmordneigung einschätzen soll. Eine Schwester namens Mary inspiziert mein Gepäck. Die üblichen Verdächtigen werden konfisziert, und diesmal auch Seife, Shampoo und Conditioner.

Das Aufnahmegespräch dauert etwa fünfzehn Minuten, und dann gehen Bob, Mary und Mum hinaus. Ich sitze auf der Kante meines Bettes und höre, wie Mum und Dr. Finch auf dem Flur miteinander sprechen. Die Tatsache, dass ihre Wege sich gekreuzt haben, bedeutet, dass Dr. Finch auf dem Weg zu mir ist. Meine Rituale schalten auf Vollgas. Mein Kopf ist voll mit all den Fehlern, die ich seit meiner Ankunft begangen habe.

Sie klopft an die Tür, und ich verkrampfe mich so sehr, dass ich mir die Muskeln in meinem linken Knie zerre. Ich kann nicht sprechen. Die Worte wollen nicht kommen. Sie tritt ein und zieht einen Stuhl unter dem Schreibtisch hervor, so weit, bis er mir gegenübersteht. Dann setzt sie sich.

»Hallo«, sagt sie lächelnd.

»Hi«, quietsche ich.

»Wie geht es dir?«

»Okay.«

»Und wie geht es dir wirklich?«

»Schlecht.«

Schweigen.

»Brauchst du noch eine Minute?«

»Ja.«

Dr. Finch verschränkt die Arme und wartet still und geduldig, bis ich mein Ritual beendet habe, von dem sie weiß, dass es mich davon abhält, mit ihr zu reden. Sie ist die Einzige, die das tut.

Ich liebe sie.

Ich fange jeden Augenblick an zu heulen.

Nur dass die Tränen nicht mehr kommen. Wann habe ich zum letzten Mal geweint? Es ist Monate her.

Stopp! Konzentrier dich. Beende dein Ritual.

Ich verbringe die nächsten Minuten damit, die losen Enden zu ordnen und zu verknüpfen, und nicke dann, um zu signalisieren, dass ich fertig bin. Ich sage fertig – ich bin niemals wirklich fertig, wenn ich nur zwei Minuten habe, aber ich bin fertig genug, um zu versuchen, mich für kurze Zeit auf ein Gespräch einzulassen. Der Zeitpunkt der Explosion wurde nach hinten verschoben.

»Es geht dir wirklich nicht besonders gut, nicht wahr?«

Ich nicke.

»Okay. Dann lass uns mal versuchen, ein paar Dinge zu ordnen.«

Ein neues Regime übernimmt. Meine Medikation wird stabilisiert, inklusive Schlaftabletten, damit ich nicht die ganze Nacht wach liege und meine Rituale durchlaufe. Ich muss keine Kurse oder Gruppensitzungen mitmachen, aber ich muss meine Behandlung positiv unterstützen. Dr. Finch besucht mich dreimal pro Woche und widmet mir viel Zeit, während ich auf der Bettkante hocke und wir gemeinsam versuchen, die Dinge wieder ins Lot zu bringen. Diese Therapiesitzungen können sich über zwei Stunden und länger hinziehen, während ich mich den Zwängen stelle, die mich an diesem Tag beschäftigen. Anschließend bin ich so erledigt, dass ich nur noch unter die Bettdecke krieche und schlafe. Wenn ich aufwache, hat Mary mir Schokoladeneis gebracht und es in der Küche ins Eisfach gestellt, um mich für die Mahlzeiten zu kompensieren, die ich verpasst habe.

Drei andere Patientinnen, Elizabeth, Catherine und Sue, wohnen mit mir auf der Station. Catherine und Sue sind Mitte vierzig, und Elizabeth ist fünfundsechzig. Die drei hocken zusammen im Aufenthaltsraum und genießen es, sich von Mary betüddeln zu lassen. Ich bleibe für mich, verbringe die meiste Zeit in meinem Zimmer und esse allein an meinem Schreibtisch. Als ich nach vier Tagen beschließe, zum Essen nach unten in den Speisesaal zu gehen, ist es ein wahrer Sieg.

Der Speisesaal ist riesig und vollgestellt mit unbenutzten, aber ordentlich gedeckten Tischen. Die Klinik scheint genug Kapazitäten zu haben, um viele Patienten aufzunehmen, doch seit meiner Ankunft ist sie so gut wie leer. Ich frage mich, ob es wohl immer so ist. Wir vier essen gemeinsam mit Mary an einem Tisch in einer Ecke zu Mittag. Mary erzählt uns von den Stationen für Essstörungen, auf denen sie gearbeitet hat, wo Patienten, die sich strikt weigerten, etwas zu sich zu nehmen, festgehalten und mit Schläuchen zwangsernährt wurden. Wir können es nicht glauben. In der heutigen Zeit? Wie kann so etwas erlaubt sein?

»Ihr versteht das nicht«, sagt Mary mit sanfter Stimme. »Diese Menschen waren im Begriff, sich selbst umzubringen. Wir mussten es tun. Wir haben es getan, um ihnen das Leben zu retten. Aber es war einfach zu viel. Ich bin ein paarmal verletzt worden, wenn die Patienten um sich geschlagen haben. Deshalb bin ich nun hier. Hier ist es viel ruhiger.«

Hier zu sein birgt ein großes Problem. Da Dr. Finch für mich so viel wichtiger ist als alle anderen Menschen, erhält alles eine lebensverändernde Bedeutung. Selbst die kleinste Interaktion mit den Schwestern oder Pflegern, Therapeuten oder anderen Patienten könnten ihr berichtet werden, und so dehnen und multiplizieren sich meine Listen im Sekundentakt. Ich habe Angst, dass sie mich beobachten und nur darauf warten, dass ich etwas Schlimmes tue, damit sie Dr. Finch erzählen können, was für ein schlechter Mensch ich bin.

*GEMEIN/ZICKE:*

1. **M**ARY IM FLUR: *Ich habe gehört, wie Dr. Finch im Flur mit Mary gesprochen hat. Ich dachte, Mary hätte gesagt: »Kommen Sie gerade von Prinzessin Lily?«, und hatte Sorge, dass alle mich so nennen, weil sie denken, ich sei verwöhnt. Als Mary zu mir ins Zimmer kam, habe ich sie gefragt. Sie wirkte verletzt und sagte: »So etwas würde ich niemals sagen. Ich habe gesagt: ›Waren Sie gerade im Zimmer von Lily?‹«*

2. **H**ANDY-LADEKABEL: *Ich wollte mein Ladekabel, aber die Schwestern wollten es mir nicht geben. Ich sagte: »Damit kann man nicht mal eine Haselmaus erhängen.« Das bewies ein Einstellungsproblem und einen abstoßenden Charakter.*

*KÖRPERFUNKTIONEN:*

1. **D**USCHE: *Mary hat gesagt: »Ich denke, du solltest unter die Dusche gehen, deinen Schlafanzug anziehen und dich ein bisschen entspannen, damit du heute Nacht gut schlafen kannst.« Wollte sie mir damit sagen, dass ich stinke und öfter duschen sollte?*

2. **T**ABLETTEN: *Ein Pfleger, den ich noch nie gesehen habe, hat mich auf dem Flur angesprochen und mir meine Tabletten in einem kleinen Papierbecher gegeben. Dann ist er einen Schritt zurückgetreten. Lag es daran, dass ich Mundgeruch hatte? Wird er Dr. Finch sagen, dass ich ein Problem mit meinem Körpergeruch habe?*

3. **A**A: *Ich habe seit Tagen nicht mehr meinen Darm entleert. Ich halte es ein, weil ich nicht riskieren will, dass irgendjemand es mitkriegt und Dr. Finch erzählt. Heute Abend musste ich aber gehen. Gibt es in den Waschräumen Kameras, und weiß jemand davon?*

*PERVERS:*
1. **K**ISSY-KISSY-BECHER: *Bob hat einen Becher im Schwesternzimmer, auf dem »Kissy« steht. Mein Blick ist zufällig darauf gelandet, und ich habe ein paar Sekunden lang auf die Worte gestarrt.*
2. **B**H UND UNTERHOSE: *Mary ist in mein Zimmer gekommen, und ich hatte nur einen BH und eine Unterhose an, weil ich gerade in die Dusche gehen wollte, wie sie es mir gesagt hatte. Wird sie jetzt denken, dass ich pervers bin und in Unterwäsche dagestanden und darauf gewartet habe, dass jemand kommt, damit ich mich so exponiert zeigen konnte?*

*EITEL:*
1. **F**ENSTER IM SCHWESTERNZIMMER: *Ich habe mein Spiegelbild in der Fensterscheibe gesehen, als ich nach dem Ladekabel gefragt habe.*
2. **T**ASCHENSPIEGEL: *Eine andere Schwester, Elina, ist in mein Zimmer gekommen, und mein Taschenspiegel lag aufgeklappt auf meinem Nachttisch, weil ich im Moment viel Zeit damit verbringe, nachzusehen, ob ich etwas zwischen den Zähnen habe. Hat Elina es gesehen und denkt jetzt, dass ich eitel bin?*

Und so weiter und so weiter und so weiter. Mittlerweile bin ich bei meinem siebten Notizbuch. Ich wickle sie in meine Pullis und T-Shirts und verstecke sie in der Schublade unter meinem Schreibtisch.

Ich schrecke hoch und versuche, die Wirkung der Schlaftabletten abzuschütteln. Irgendetwas stimmt nicht. Ich öffne die Augen und versuche herauszufinden, was los ist, aber das Zimmer ist von einem grellen Licht erfüllt. Ich zwinge meine Augen zu fokussieren.

Dr. Finch steht am Fenster und zieht die Vorhänge auf, als wäre es das Normalste von der Welt.

Mühsam setze ich mich auf. Ich trage meinen Schlafanzug. Ich habe mich noch nicht gewaschen, meine Zähne geputzt oder mein Zimmer gelüftet. Was, wenn der Gestank unerträglich ist? Dr. Finch zieht den Stuhl unter meinem Schreibtisch hervor und setzt sich meinem Bett gegenüber. Ich drücke mich gegen das Kopfende und starre sie entsetzt an.

»Wie spät ist es?«, flüstere ich.

»Zehn Uhr. Was ist los? Brauchst du einen Moment?«

»Ja!?«

»Okay, kein Problem.«

Sie steht auf, geht aus dem Zimmer und schließt leise die Tür. Ich bleibe sitzen und starre schockiert an die Wand, lausche fünf Sekunden lang der Stille. Dann schalte ich in den Schnellvorlauf. Zum Glück habe ich Elina gestern um meine Kulturtasche gebeten, und sie hat vergessen, sie wieder zurückzufordern, also habe ich zumindest ein paar Waffen. Ich dusche, öffne die Fenster, versprühe Parfüm im ganzen Raum und schrubbe meine Zähne, bis das Zahnfleisch blutet.

Schlimm genug, wenn die Schwestern morgens ins Zimmer kommen, um nachzusehen, ob ich noch lebe: Wenn etwas anstößig ist, könnten sie es entdecken und Dr. Finch berichten. Doch Dr. Finch ist gerade bis auf einen Meter an mich in meinem ungewaschenen Zustand herangekommen. Mir ist übel. Zehn Minuten sind mittlerweile vergangen. Sie wird jeden Augenblick zurückkommen. Ich greife nach meinem Notizbuch und beginne hektisch, all die Dinge zu notieren, die sie möglicherweise abstoßend gefunden haben könnte und …

Ein Klopfen an meiner Tür.

»Bist du fertig?«

»Äh …« Ich kann nicht noch mehr Zeit herausschlagen. Sie wird denken, dass ich eine Psychopathin bin und irgendwas zu verbergen habe. »Ja … Sie können reinkommen.«

Das Zimmer stinkt verdächtig nach zu viel Dove-Deo und Miss Dior Chérie, aber Dr. Finch sagt nichts dazu. Die Sitzung beginnt und verläuft wie immer, obwohl ich zugegebenermaßen nicht ganz so kooperativ bin wie sonst, weil ich versuche, die schrecklichen Ereignisse des Vormittags in so etwas wie einer Liste zusammenzustellen. Fünfundvierzig Minuten später scheint Dr. Finch zu erkennen, dass sie heute nicht so viel aus mir herausbekommt, und verschwindet so plötzlich, wie sie gekommen ist.

Ich bleibe in einer Wolke aus Ritualen auf dem Bett zurück. Dann fange ich plötzlich an zu lachen, erst nur ein wenig, doch schon bald gerät es außer Kontrolle, als wäre ich gerade noch ein Mädchen gewesen und hätte mich plötzlich in eine Hyäne verwandelt. Denn es ist so lustig: Wie lange habe ich davon geträumt, bei Dr. Finch zu leben, und dabei kann ich nicht einmal damit umgehen, wenn sie morgens die Gardinen zurückzieht. Hat das Universum einen Sinn für Humor?

Während eines Rituals zu lachen ist, als würde man einen Schalter umlegen. Es ist nicht so, als würde sich plötzlich alles ändern, denn das menschliche Hirn scheint so nicht zu funktionieren. Es ist mehr, als würde man aufwachen und sich freuen, weil eine dünne Schneeschicht die ganze Stadt bedeckt hat, und sich nun fragen, was man mit diesem Tag anfangen soll.

Ich werde mutig. Ich werde es riskieren. Ich werde mich Situationen aussetzen, die es erfordern, mit anderen Menschen zu reden. Also stehe ich auf und gehe zum Schwesternzimmer. Mary sitzt an ihrem Schreibtisch und aktualisiert die Patientenakten.

»Mary?«

Sie blickt auf.

»Es ist so ein schöner Tag. Kannst du mit uns spazieren gehen? Bitte!«

Mary sieht erst auf die Uhr und dann aus dem Fenster.

»Klar. In einer halben Stunde, okay? Frag die anderen Ladys, ob sie mitkommen möchten.«

Eine Stunde später spazieren Elizabeth, Catherine, Sue und ich mit Bob und Mary durch den Park. Wir sind von unzähligen Hektar grüner Hügel umgeben, und etwa fünfzig Meter entfernt steht eine Gruppe seidig glänzender Rehe auf einer Kuppe und starrt uns an.

»Ich geh mir mal die Rehe angucken!«, rufe ich und renne den Hügel hinauf.

Hinter mir ruft Mary, dass ich vorsichtig sein soll, aber ich kann hören, dass sie lacht.

Ich komme recht nah an die Tiere heran, und sie laufen immer noch nicht weg. Trotzdem werde ich langsamer, um zu zeigen, dass ich ihnen nichts Böses will. Schritt für Schritt gehe ich näher heran, bis ich nur noch etwa fünf Meter von ihnen entfernt bin. Ich bleibe stehen, ein wenig außer Atem, und bewundere ihr glänzendes Fell und die kleinen Wolken, die aus ihren Nüstern kommen. Der Bock in der Gruppe kommt ein paar Schritte auf mich zu, bleibt stehen und betrachtet mich von oben bis unten. Die braunen Lichtpunkte in seiner Iris sind in ständiger Bewegung; sie erinnern mich an brennende Heuhaufen und geben mir das Gefühl, lebendig zu sein.

»Hallo«, sage ich.

Bob ruft nach mir. Ich atme tief ein, bevor ich mich umdrehe und zur Gruppe zurückrenne.

Mary kann gar nicht aufhören zu kichern.

»Meine Güte, du bist so mutig! Du … Ich kann gar nicht glauben, dass du das gerade gemacht hast!«

Bob lächelt nervös. Plötzlich fühle ich mich schlecht. Ich wollte ihnen keinen Ärger machen.

»Tut mir leid. Ich … ich wollte bloß hallo sagen«, erkläre ich.

»Okay. Aber mach das bitte nicht nochmal«, antwortet Bob lachend. »Sonst bekomme ich noch einen Herzinfarkt!«

Ich füge der Kategorie *EGOISTISCH* den Stichpunkt ZU DEN REHEN RENNEN hinzu, als Strafe, weil er meinetwegen Angst hatte, bloß weil ich mich amüsieren wollte.

Aber ich bereue es nicht.

Zurück in der Klinik, treffe ich eine Entscheidung.

Mich dem auszusetzen, was mir Angst macht, und damit umgehen zu lernen, ist der einzige Weg, der mich nach vorn bringt. Gut möglich, dass ich stationär behandelt werden musste, um mich vor mir selbst zu schützen, aber jetzt muss ich gehen.

Ich fahre meinen Computer hoch und schreibe eine Mail an meine alte Arbeitgeberin im Kindergarten. Darin erzähle ich ihr, dass es an der Universität nicht so gelaufen ist wie erwartet und ich mein Studium abgebrochen habe.

Ich schreibe, dass ich zur Verfügung stehe, falls sie mich brauchen können.

Eine Stunde später habe ich eine Antwort:

Liebe Lily,

es tut mir leid, das zu hören, aber aus unserer Sicht ist das eine gute Nachricht! Tatsächlich suchen wir dringend jemanden für die Vormittage in einem anderen Kindergarten. Wir haben so wenig Personal, dass du hin und wieder auch einen Nachmittag wirst übernehmen können, und ab nächstem Trimester werde ich dir dann sehr wahrscheinlich eine richtige Stelle als Assistentin anbieten können.

Wärst du interessiert, und könntest du gleich morgen anfangen?

Viele Grüße
Sandra

Ich starre auf die Mail und lese sie wieder und wieder. Mein Herz rast. An meiner Tür klopft es, und Dr. Finch kommt herein.

»Was ist los?«, fragt sie.

»Bitte nicht sauer sein.«

»Bin ich das jemals geworden?«

»Nein. Aber vielleicht diesmal. Es ist nämlich so: Ich muss gehen.«

»Warum?«

»Ich habe im Kindergarten angefragt, ob sie einen Job für mich haben. Ich habe nicht damit gerechnet, dass es so schnell geht, aber sie schreiben, dass sie eine Stelle haben. Und ich soll morgen anfangen.«

Dr. Finch lacht. Es ist kein gemeines Lachen; es ist ein freies Lachen mit einem eigenen Leben. Es dauert zehn Sekunden, und dann ist sie wieder wie immer.

»Du überraschst mich wirklich immer wieder neu. Jedes Mal.«

»Ich weiß, Sie denken, das ist verrückt. Und dass es genauso ist wie damals, als ich zur Uni gegangen bin und behauptet habe, alles würde von selbst besser werden. Aber diesmal ist es anders. Ich weiß, dass es nicht über Nacht passieren wird. Ich werde nur vormittags arbeiten. Es wird wie eine richtige Konfrontationstherapie sein. Und ich werde meine Therapie weiterhin ernst nehmen. An den Nachmittagen habe ich frei und kann aus London zu den Sitzungen herkommen. Sie müssen mich entlassen. Bitte, bitte.«

Dr. Finch überlegt einen Moment. Ich bin mir sicher, dass sie Nein sagen wird.

»Okay. Wieso nicht? Wenn es das ist, was du willst. Du kannst zwei Nachmittage pro Woche herkommen, und wenn es nicht klappt, können wir die Dinge neu bewerten. Wenigstens versuchst du nicht, das Land zu verlassen.«

Ich platze vor Freude. Ich möchte herumhüpfen und tanzen.

»Danke«, sage ich mit einem breiten Grinsen. »Ernsthaft. Vielen, vielen Dank.«

Dr. Finch schenkt mir ein kleines Lächeln und streicht ihren Rock glatt.

»Wenn es das ist, was du willst«, wiederholt sie.

# 26
# Kindergarten

»Mum!«, zische ich. »Musst du direkt vor dem Kindergarten halten? Hast du eine Ahnung, wie peinlich es ist, wenn irgendjemand erfährt, dass du mich zur Arbeit bringst?«

Mein Kopf schwirrt von den Worten, die ich gerade gesagt habe. Sie sind einfach aus dem Nichts gekommen. Es kostet sehr viel Energie, immer ein guter Mensch zu sein und niemals auch nur eine Spur von Verärgerung zu zeigen, und manchmal, wie gerade eben, verrutscht meine Maske.

Mum wirkt überrascht und ein wenig verletzt.

»Oh, tut mir leid, Schatz. Ich hatte nicht gedacht, dass das ein Problem ist. Natürlich kann ich dich hinter der Ecke rauslassen. Entschuldige.« Sie sieht mich nervös an wie ein neuentdecktes Element, das auf diverse Einflüsse unberechenbare Reaktionen zeigen könnte.

»Nein, bitte, so hatte ich es nicht gemeint.«

Ich erlaube ihr, mir einen Kuss auf die Wange zu geben. Meine Haut brennt dort, wo ihre Lippen mich berührt haben, und in Gedanken notiere ich mir automatisch

1. **W**ANGENGERUCH: *Hat meine Wange gestunken?*
2. **W**ANGENGESCHMACK: *Hat sie meine Haut geschmeckt, da, wo ihre Lippen sie berührt haben? Und wenn ja, hat meine Haut fies geschmeckt?*

unter der Kategorie *KÖRPERFUNKTIONEN*.

»Tschüss, hab dich lieb!«, rufe ich, steige aus und werfe die

Wagentür zu, wobei ich darauf achte, keine ekligen schmierigen Fingerabdrücke auf dem Lack zu hinterlassen.

Ich gehe über die Straße und klingele an der blauen Kirchentür, damit man mich einlässt.

Miss Rebecca und Miss Bianca, deren gemeinsame Assistentin ich sein werde, sind gerade dabei, alles vorzubereiten. Anders als im letzten Kindergarten, in dem ich gearbeitet habe, gehören diese Räume hier der Kirche, und wir können nichts über Nacht stehen lassen. Also müssen wir nachmittags alles weg- und morgens alles wieder zurückräumen. Die beiden schleppen Sandkästen, Staffeleien, Tische und winzige Stühle aus dem Schuppen, in dem alles gelagert wird.

»Morgen, Miss Lily!«, rufen sie.

»Morgen!«, zwitschere ich zurück.

An diesem Vormittag bin ich für das »Messy Tray«, also die Matschecke, für die Rollenspielecke und den »Snack« zuständig. Messy Tray und Rollenspielecke sind festgelegte Bereiche im Raum, die dem faschistischen Ofsted besonders am Herzen liegen, also müssen sie genau nach Vorschrift eingerichtet werden, um die bestmögliche Punktzahl zu erreichen, falls ein Inspektor vorbeikommen sollte.

Ich fülle das Messy Tray mit einem Becher Wasser, in das ich blaue Lebensmittelfarbe und Glitzer gemischt habe, um einen Ozean zu machen, und lasse anschließend ein paar Plastikmeerestiere hineinfallen (um »Wissen und Verständnis über die Welt« zu fördern), Buchstaben und Zahlen aus Schaumgummi (um das »Lese- und Zahlenverständnis« zu fördern) und ein paar Angeln (um die »motorischen Fähigkeiten« zu fördern). Ich notiere alles in einer Akte, damit Ofsted, wenn es heute nicht kommt, nachsehen kann, auf welche Weise wir den Kindern geholfen haben, sich geistig und körperlich zu entwickeln.

Die Rollenspielecke wird jede Woche neu gestaltet. Es gab

schon einen Bauernhof, ein Geschäft, ein chinesisches Restaurant, ein Wohnhaus, und jetzt haben wir eine Notaufnahme. Ich verteile Mini-Stethoskope, Reflexhämmerchen, Mullbinden und Monitore, um die Herzfrequenz zu überwachen, auf einer winzigen Untersuchungsliege, bevor ich die Kostüme für Ärzte und Krankenschwestern unter ein Schild hänge, auf dem auf Koreanisch »Krankenhaus« steht. Ofsted steht auch total auf eine multikulturelle Beschilderung – die Kinder nicht, denn sie können nicht lesen. Uns fehlt noch ein Warteraum, und ich ertappe mich dabei, dass ich mit dem Gedanken spiele, zehn Stuhlreihen aufzubauen, um den Kindern eine realere Erfahrung der Notaufnahme zu ermöglichen.

»Alles okay, Lily?«, ruft Miss Rebecca von der anderen Seite des Saals, und ich stelle fest, dass ich seit einigen Minuten dagestanden und auf die Rollenspielecke gestarrt habe.

»Ja!«, rufe ich. Ich muss noch den Snack vorbereiten.

Heute ist mein dritter Tag, und ich war hier bisher noch nie für den Snack verantwortlich, aber ich gehe davon aus, dass es nicht viel anders sein wird als im letzten Kindergarten. Ich laufe also in die Küche, kann aber keine Äpfel finden. Die Vorschriften besagen außerdem, dass beim Schneiden der Äpfel Plastikhandschuhe getragen werden müssen, um eine Verbreitung von Bakterien zu verhindern.

Ich frage eine leitende Erzieherin namens Miss Louise, wo ich Äpfel, Schürzen und Handschuhe finde. Sie erklärt, die Äpfel lägen im Schuppen, und niemand hier würde wirklich Schürze und Handschuhe tragen.

»Aber, aber … die Vorschriften sagen, dass wir sie tragen müssen«, stammele ich und hasse mich dafür, dass ich so ein Gesundheits- und Sicherheits-Geek bin, während ich gleichzeitig weiß, dass ich meinen bloßen Händen niemals gestatten werde, Äpfel zu berühren, zu schälen und zu schneiden, wenn die anschließend von echten Kindern gegessen werden sollen.

Ich stelle mir vor, wie die 0,01 Prozent der Bakterien, die von der antibakteriellen Seife nicht abgewaschen werden konnten, von meinem nackten Finger hinunter auf ein Apfelstück kriechen, bereit, sich in den unschuldigen Mund eines ahnungslosen Kindes mit einem schwachen Immunsystem transportieren zu lassen …

»Nun, Sie haben recht, vermutlich sollten wir sie wirklich tragen«, sagt Miss Louise. »Ich glaube, hinten rechts im Schrank liegen noch welche.«

Nachdem ich die schützende Kleidung lokalisiert habe, öffne ich die Tür zum Schuppen. Die Äpfel liegen in einer offenen Kiste auf dem Boden. In der Kiste befinden sich die Hinterlassenschaften von Tieren. Ich nehme ein paar Äpfel heraus. Sie weisen Bisspuren auf.

Also laufe ich zurück zu Miss Louise und berichte ihr von der Katastrophe, doch sie ist nicht im Mindesten schockiert.

»Oh … okay … Nun, wieso wäschst du sie nicht extragründlich und schneidest die Bissstellen heraus?«

Das hier ist eindeutig Rat-Gate.

»Ich werde den Kindern keine Äpfel geben, an denen Ratten herumgenagt haben. Diese Äpfel müssen entsorgt werden. Und von jetzt an müssen wir die Äpfel drinnen lagern und nicht im Schuppen. Und wo wir gerade von Lebensmittelsicherheit sprechen: Alle müssen Schürzen und Handschuhe tragen, wenn sie den Snack vorbereiten.«

Ich drücke die Brust raus wie ein dummer Vogel, der sich mit einem Fuchs anlegt. Miss Louise wirkt ein wenig verblüfft von meiner Meuterei.

»Oder«, spiele ich meine beste Karte aus, »ich sage es Katrina.«

Katrina ist die gebieterische Herrscherin über eine ganze Kette von Kindergärten. Sie trägt einen glänzend schwarzen Bob und ist von Kopf bis Fuß in Designerklamotten gehüllt.

Und sie kommt gern mal überraschend vorbei, um zu sehen, wie die Dinge so laufen. Eine Rüge von ihr ist schlimmer als eine von Ofsted.

»Die Äpfel können nicht hier drinnen gelagert werden«, sagt Miss Louise mit zusammengebissenen Zähnen. »Du weißt selbst, dass wir nicht den Platz dafür haben. Aber gut, meinetwegen. Wir kaufen verschließbare Kunststoffkisten für den Schuppen. In der Zwischenzeit kannst du ein bisschen Geld aus der Handkasse nehmen und Kekse für den Snack heute besorgen.«

Wir blicken uns aus schmalen Augen an, als hätten wir gerade einen zwielichtigen Drogendeal abgeschlossen.

Um neun Uhr kommen die Kinder. Sie schwärmen in den Raum und zerstören innerhalb von Sekunden unsere sorgfältig arrangierten Lernstationen und Leseecken, werfen mit Knete, verstecken sich im Badezimmer und malen die Wände an.

Ich setze mich mit ihnen hin, um Papierschlangen für das chinesische Neujahrsfest zu basteln. Neben der Interaktion mit Miss Louise, die knallrot unter *UNHÖFLICH* vermerkt ist, strömen die täglichen Einträge des normalen Lebens auf mich ein. Im Moment überlege ich, ob die Papierschlangen zu verlängern und als die Arbeit der Kinder an die Eltern weiterzugeben mich zu einer Lügnerin macht, die gegen die Richtlinien des Ofsted verstößt, nach denen Kreativität von den Kindern ausgehen muss. Den ganzen Vormittag über ergibt sich keine Gelegenheit, mich kurz auf die Toilette zurückzuziehen, um alles aufzuschreiben – wir sind sowieso schon zu wenige Erzieher, und da ich als Assistentin für zwei Erzieherinnen fungiere, könnte meine Abwesenheit zu Chaos führen.

Der letzte Kindergarten, in dem ich gearbeitet habe, war ruhiger und organisierter. Hier sind die Kinder ein Jahr jünger, und es ist der reinste Dschungel – jedes Kleinkind für sich selbst.

»Miss Lily!«, brüllt Miss Bianca, die Japanerin ist und mich an einen Bullen erinnert, nicht nur körperlich, sondern auch in ihrer ganzen Art.

»Stanley hat Kaka gemacht! Braucht neue Windel!«

Hier wechsle ich jeden Vormittag bis zu zehn Windeln, und jedes einzelne Mal ist es eine dramatische Übung darin, auf keinen Fall etwas zu tun, was als fragwürdig betrachtet werden könnte. Die Regeln zum Kinderschutz sehen vor, dass immer zwei Personen anwesend sein müssen, wenn eine Windel gewechselt wird, aber wir haben einfach nicht genug Leute dafür. Wir füllen die Formulare aus, auf denen die genauen Details eines jeden Wechselns festgehalten werden, und für jeden dieser Wechsel gibt es ein Kästchen, in dem ein zweiter Erzieher unterschreiben muss, um zu bezeugen, dass er oder sie anwesend war. Doch da wir alle hier »uns gegenseitig den Rücken freihalten«, wird von uns erwartet, dass man einen Kollegen bittet, so zu tun, als wäre er oder sie dabei gewesen, und zu unterschreiben. Umgekehrt gilt das Gleiche. Gestern habe ich einmal gefragt und dabei versucht, möglichst beiläufig zu klingen. Aber es gibt nicht wirklich eine beiläufige Art zu fragen: »Könnte jemand mitkommen und mich überwachen, während die Kinder in einer potenziell verwundbaren Situation sind?« Miss Bianca hat mich angeschaut und gesagt: »Nur Pädophile fragen so was.«

Stanley kommt erwartungsvoll zu mir getrottet und streckt die Hand aus, um mit mir zur Baby-Wickel-Station hinüberzugehen. Die Kacke ist aus der Windel und über seine Beine gelaufen, und es dauert gut zehn Minuten, um alles sauber zu machen und ihm eine neue Hose anzuziehen. Zehn Minuten ist eine auffällig lange Zeit, um allein eine Windel zu wechseln. Ich füge diesen Umstand der Kategorie *PERVERS* hinzu. Leider ist sein Piepmatz ebenfalls total voll, und ich muss ihn einige Male abwischen, um alles abzubekommen. Und das ist der

Moment, in dem das Undenkbare geschieht. Stanley bekommt eine Erektion. Sie ist winzig, etwa so groß wie ein Partywürstchen, aber sie ist unverkennbar da. Oh Mist.

Nach der Arbeit finde ich mich vor dem Schaufenster einer Tierhandlung wieder. Aus einem Impuls heraus gehe ich hinein und betrachte die Glaskästen, in denen verschiedene Arten winziger Kreaturen in mit Watte ausgelegten Plastikhöhlen schlummern.

In einer haben sich vier oder fünf weiß-braune Babyhamster aneinandergekuschelt, während ein deutlich größerer brauner Hamster zu meinem Finger an der Scheibe gekrabbelt kommt.

»Warum ist der hier so viel größer als die anderen?«, frage ich den Typen an der Kasse. Er hat lange fettige Haare und einen schiefen Mund.

»Weil wir all ihre Geschwister verkauft haben, aber niemand wollte sie haben, weil sie aus irgendeinem Grund viel größer ist als die anderen, und deshalb ist sie nicht so niedlich, verstehst du? Die anderen Kleinen da bei ihr im Käfig sind ein paar Wochen jünger als sie. Die verkaufen sich gut.«

Warum setzt man einen dicken Hamster, den man schlecht verkaufen kann, mit einer ganzen Ladung kleiner, niedlicher Tiere zusammen in einen Käfig? Das ist wie ein Nilpferd auf dem Catwalk.

Düster fügt der Typ an der Kasse noch hinzu: »Ehrlich gesagt, sieht es so aus, als würde sie wohl im Labor landen ...«

Ich habe keine Ahnung, ob das ein realistisches Schicksal für einen Hamster mit Gewichtsproblemen darstellt oder bloß eine Verkaufstaktik. Jedenfalls kaufe ich sie.

Ich nehme Fatty jeden Tag in einer kleinen Tragekiste mit in den Kindergarten. Die Kinder lieben sie.

Sie setzen sich in einen Kreis, ich setze Fatty in die Mitte, und sie läuft von Kind zu Kind. Dann drehen alle sich auf den Bauch, und ich lasse sie über die Rücken der Kinder laufen. Manchmal setze ich sie in die Brusttasche meines Kittels, und sie streckt ihr kleines Köpfchen heraus und hält sich mit den Pfoten an der Kante des Stoffes fest. Die Kinder klatschen in die Hände und quietschen vor Freude.

Fatty ist nicht so wie die Hamster, die Elly hatte, als sie klein war. Fatty ist fast so zahm wie ein Hund. Sie weiß, wer ich bin, und ich kann sie im Zimmer herumlaufen lassen, weil sie nicht versucht wegzulaufen. Einmal bin ich mit ihr in meinem Bett eingeschlafen, und als ich ein paar Stunden später aufgewacht bin, lag sie immer noch eingekuschelt in meiner Halsbeuge.

Ich sitze mit ihr in meinem Zimmer und lasse sie über meine Hände und Arme hinauflaufen. Sie ist das einzige Lebewesen, bei dem ich nicht sofort panisch in meine Rituale verfalle. Geht es so normalen Menschen, wenn sie mit anderen Menschen interagieren?

Ich setze Fatty auf Diät, aber es hilft nicht. Tatsächlich wird sie immer dicker. Ich fürchte schon, sie könnte irgendein Problem mit den Drüsen haben, doch die anderen haben ihre eigenen Theorien.

»Sorry, aber das ist auf keinen Fall ein Hamster«, behauptet die lachende Miss Bianca jeden Morgen. »Das ist eine riesige rattige Ratte.«

Ich komme von der Arbeit nach Hause, nehme Fatty aus ihrer Kiste und setze sie vorsichtig zurück in ihren Käfig. Dann falle ich auf mein Bett, greife nach meinem Notizbuch und schreibe die Wörter vom Nachmittag auf.

Dr. Finch und ich haben abgesprochen, dass ich unbedeutende Wörter nicht aufschreibe. Wörter sind unbedeutend, wenn ich rational nachvollziehen kann, dass mein Verhalten nicht schlimm war. Die Idee ist, sich Schritt für Schritt nach oben zu arbeiten – als Nächstes werde ich aufhören, Dinge von mittlerer Bedeutung zu notieren –, bis ich irgendwann gar nichts mehr aufschreibe.

Heute hat ein Mädchen namens Annie gefragt, ob sie Fatty halten kann, und ich habe Nein gesagt, weil ich sie ihr schon dreimal gegeben hatte, aber sie drückt immer so fest zu, dass Fattys kleine schwarze Augen ihr aus dem Kopf quellen. Dann habe ich mich wie eine gemeine *ZICKE* gefühlt, aber mal ehrlich, ich habe ihr dreimal die Möglichkeit gegeben, es richtig zu machen, und was ist falsch daran, Kindern Grenzen zu setzen und das Wohl eines Tieres zu schützen? Das also werde ich nicht aufschreiben. Es gibt noch ein paar mehr Dinge, die heute passiert sind und die ich ebenfalls nicht aufschreiben werde, und ich fühle mich gut dabei.

Der zweijährige Matteo hat angefangen, in der Rollenspielecke Sex mit einer Babypuppe zu simulieren. Miss Rebecca und ich sehen es.

Miss Rebecca fragt mich, was wir tun sollen – was besorgniserregend ist, denn ich bin es gewohnt, zu tun, was sie mir sagt. Ich sage, wir sollten es Miss Louise sagen und tun, was auch immer die entsprechenden Richtlinien vorgeben.

Zuerst will Miss Louise uns nicht glauben, doch dann entscheidet sie sich für eine Laissez-faire-Einstellung nach dem Motto: »Sind nicht alle Kinder ein bisschen seltsam?«

Um ehrlich zu sein, bin ich mir da nicht so sicher. Nach einer Woche schlafloser Nächte hatte ich Mum von Stanleys Erektion erzählt. Sie meinte, ich solle mir darüber keine Gedanken machen; kleine Jungs bekämen häufig eine Erektion. Das war mir neu.

»Matteo ist nicht von hier. Fremde Menschen erziehen ihre Kinder anders«, sagt Miss Louise. »Vielleicht schläft er mit seinen Eltern in einem Zimmer? Wahrscheinlich spielt er einfach nur das nach, wobei er sie nachts beobachtet … Ich glaube wirklich nicht, dass mehr dahintersteckt …«

Miss Rebecca protestiert. Wenn Matteo versucht, uns mitzuteilen, dass er sexuell missbraucht wird, dann gebietet uns die Moral und unsere Sorgfaltspflicht, ihm zu helfen.

»Lassen Sie uns abwarten und sehen, ob es wieder passiert«, trällert Miss Louise und marschiert fröhlich mit einer Gruppe Kinder und deren »kindgeführt« gebastelten Papiermaché-Blumen für das Der-Frühling-ist-da!-Bord ins Nachbarzimmer.

Miss Rebecca kehrt in unseren Raum zurück, die Stirn noch immer in besorgte Falten gelegt. Ich bleibe, wo ich bin, und überlege, was ich tun soll, da ich die Einzige war, die Matteos Windeln gewechselt hat. Was, wenn er dieses Verhalten von mir hat?

Vielleicht habe ich Matteo missbraucht, ohne mich daran zu erinnern?

Es passiert noch einige weitere Male, und jedes Mal berichten Miss Rebecca und ich es Miss Louise.

Beim fünften Mal scheint ihr bewusst zu werden, dass sie wohl handeln muss, und sie verspricht, sich darum zu kümmern.

Ich warte darauf, zu einer ernsthaften Befragung herbeizitiert zu werden, warte auf Finger, die auf mich zeigen, darauf, als Angeklagte vor Gericht zu stehen. Man wird feststellen, dass wir uns hier nicht an die Vorschriften gehalten haben und ich Matteos Windeln allein gewechselt habe.

»Ich weiß noch, dass sie einmal gefragt hat, ob jemand sie dabei beaufsichtigen kann«, wird Miss Bianca sagen. »Wenn ich damals nur bemerkt hätte, dass sie damit nur feststellen wollte, ob jemand sie erwischen würde! Es ist so traurig.«

Mein Leben ist auf Pause gestellt, während ich darauf warte, dass etwas Schreckliches passiert.

Doch die Tage werden zu Wochen, und niemand erwähnt auch nur meinen Namen.

Ich fühle mich, als wäre ich mit einem Mord davongekommen.

Weinend sitze ich vor Dr. Finch und berichte ihr, wie sehr ich mich geirrt habe: Die ganze Zeit hatte ich Angst, jemand könnte mich für pädophil halten, dabei bin ich es tatsächlich.

»Dieser Junge, Matteo«, sagt Dr. Finch ruhig. »Kannst du dich tatsächlich daran erinnern, ihn missbraucht zu haben?«

»Nein!«, schluchze ich.

»Was lässt dich dann denken, du hättest es getan?«

»Weil ich die Einzige bin, die seine Windeln gewechselt hat … Ich muss meinen Job kündigen, um all die anderen Kinder vor mir zu schützen, und dann muss ich mich der Polizei stellen.«

»Wir wissen, dass Menschen, die unter OCD leiden, häufig davon überzeugt sind, ein Verbrechen begangen zu haben, ohne sich wirklich daran zu erinnern. Wir wissen, dass die Angst, jemandem wehgetan zu haben, zu einer Intrusion werden kann, an die sie wirklich glauben. Denkst du, das könnte hier der Fall sein?«

»Nein.«

»Wieso?«

»Weil es einfach zu viel ist, um ein Zufall zu sein – jemand hat mich berührt, als ich noch klein war, und jetzt ist da plötzlich dieses Kind, mit dem ich mehrmals allein war, und es verhält sich so, als wäre es missbraucht worden.«

»Vielleicht ist es gerade dieser Zufall, der die Angst so überwältigend macht?«

»Nein. Nein. Nein.«

»Glaubst du, jemand, der wirklich pädophil ist, würde sich solche Gedanken darüber machen, ein Kind missbraucht zu haben?«

»Ich weiß es nicht. Aber es spielt auch keine Rolle. Ich kann nicht länger mit Kindern zusammen sein.«

»Okay. Ich möchte es nicht noch verstärken, indem ich dir zu viel Bestätigung gebe. Aber du weißt, dass du so etwas nicht tun würdest und dass Kinder in deiner Gegenwart sehr sicher sind. Ich würde dich jederzeit auf meine Kinder aufpassen lassen.«

Zurück im Kindergarten, habe ich die Kinder von Miss Rebeccas Gruppe um den Plastiktisch versammelt. Jedes bekommt ein paar von den Keksen, die wir am Morgen gemeinsam gebacken haben, zusammen mit Goldpapier, Aufklebern und Bändern.

Die Kekse sind Muttertagsgeschenke. Wir möchten die Kinder in die Handlung des Verpackens involvieren, um »ihr Wissen und Verständnis für die Welt« zu stärken, und achten darauf, dass alles »kindgeführt« vonstattengeht, aber das Einpacken ist ein wenig knifflig, und am Ende übernehme ich es, und die Kinder bappen noch ein paar Aufkleber auf die Päckchen. Miss Rebecca hat mich angewiesen, es so zu tun; obwohl es also eine Art Lüge ist, werde ich es nicht aufschreiben, weil ich es als weniger bedeutenden Eintrag werten kann.

Ich packe nicht gern Geschenke ein, weil ich immer Angst habe, etwas hineinzutun, das mich später, wenn es geöffnet wird, in Schwierigkeiten bringen könnte. Während ich also heute die Kekse verpacke, mache ich mir Sorgen, ich könnte ein Bekennerschreiben in Matteos und Stanleys oder Zyanid in Phoebes Päckchen gelegt haben oder ich könnte seltsamerweise alle von Minnies Keksen aufgegessen und bloß Luft und einen handgeschriebenen Zettel mit »Lecker ;)« verpackt haben. Ich beruhige mich selbst damit, dass ich, wenn die Kinder gegangen sind, alle Päckchen noch einmal öffnen und kontrollieren werde.

Minnie erklärt, dass ihr Geschenk hübscher aussieht als Izzies. Izzie diskutiert diese Behauptung ein paar Sätze lang, bis ihr keine Argumente mehr einfallen, und sie anfängt zu weinen. Sie streckt die Arme nach mir aus, damit ich sie in den Arm nehme und tröste, aber ich traue mir nicht zu, sie hochzuheben, ohne ihr wehzutun. Ohne Kuscheln dauert es mehr als fünf Minuten, sie zu beruhigen. Ich notiere es unter *INKOMPETENT*, meiner neusten Kategorie, mit dem Stichwort: **K**ONNTE IZZIE NICHT SCHNELL TRÖSTEN.

Miss Bianca läuft in die hintere Ecke des Raumes und schimpft mit Jamie und Tom, weil die beiden auf dem Messy Tray rumgematscht haben, was ein wenig unfair anmutet, doch da ich von allen Kollegen dieser Ecke am nächsten sitze und den beiden nicht gesagt habe, sie sollten nicht spritzen, notiere ich mir auch diesen Fehler unter *INKOMPETENT*.

Später, als die Kinder nach Hause gegangen sind und wir erschöpft und schweigend zusammenpacken, gibt Miss Louise plötzlich einen markerschütternden Schrei von sich.

»Bitte sagen Sie mir, dass es nicht das ist, was ich denke!«, kreischt sie und hält mit einer Hand eine große Erwachsenenschere in die Höhe, während sie sich mit der anderen wie eine Pantomime-Prinzessin schockiert an die Brust fasst. »Die hier lag im Kinderscherenfach!«

Ich weiß genau, dass ich niemals so nachlässig gewesen wäre. Ich weiß genau, dass ich es nicht war. Ich bin mir absolut sicher.

Oder doch nicht?

Nein. Ich bin mir nicht absolut sicher. Ich wette, ich habe es mit Absicht getan in der Hoffnung, eins der Kinder würde sie finden und sich verletzen.

Meine Karriere in der Kinderbetreuung ist beendet.

# 27
# Journalismus

Ich wollte immer Journalistin werden. Also bewerbe ich mich bei einigen Zeitungen und Zeitschriften in der Hoffnung, dass sie mir ein Praktikum anbieten. Zuerst höre ich gar nichts und habe schon Angst, in der nächsten Zukunft arbeitslos zu sein.

Doch dann antwortet ein Lokalblatt und bietet mir ein zweiwöchiges Praktikum an.

Ich sage sofort zu.

Der Mann, mit dem ich deswegen in Kontakt war, heißt Doug. Seine Mails waren gewürzt mit kunstvollen Phrasen, die lässig wirken sollten, es aber nicht waren, und ritten immer wieder auf einem Interview mit Vince Cable herum, das er vor Kurzem geführt hatte. Wenn ich ihn mir am Computer vorstellte, sah ich einen leicht dicklichen Fünfzigjährigen mit schütterem Haar und wahrscheinlich mit Pullunder.

Aber Doug, der mich am Eingang in Empfang nimmt, ist nicht fünfzig. Doug ist etwa fünfundzwanzig, hat strohblondes Haar, elektrisierend blaue Augen und trägt Skinny-Jeans. Er ist, ganz offen gesprochen, wohl der attraktivste Mensch, den ich je gesehen habe. Nachdem er sich vorgestellt hat, führt er mich nach oben, um »das Team kennenzulernen«.

Es ist nicht glamourös. Die Software stammt irgendwo aus dem Jahr 2005; die Jalousien funktionieren nicht und haben nur noch die Hälfte ihrer Lamellen; der Teppich, wie man mir gleich erklärt, ist vom Sperrmüll. Dennoch hat es eine gewisse Wärme: die Aussicht auf lebhafte, kreative Menschen, die Artikel in ihre Keyboards hämmern, photoshoppen, Seitenlayouts designen und immer wieder für eine Zigarettenpause nach draußen gehen.

Was die Tatsache, dass mein Kopf einfach nicht still sein will, nur noch schlimmer macht.

Meine erste Aufgabe lautet, einen Artikel über Vintage-Erlebnisse zu recherchieren. Doug sagt, ich soll im Netz nach den besten Möglichkeiten suchen, in Surrey auf Retro zu machen. Es ist schmalzig und ein alter Hut, aber es ist ein Artikel, von dem ich weiß, dass ich ihn schreiben kann. Im Grunde ist es ein reiner Google-und-Schwatz-Job. Ich komme bloß nicht so weit, die Google-Seite zu öffnen.

Jede Interaktion bislang hat sich so angefühlt, als würde man zusehen, wie eine Vase in Hunderte von winzigen Scherben zerspringt, die man unmöglich alle wieder aufsammeln kann; jede meiner Handlungen führt zu einer ganzen Kette von Wörtern. Ich kann nicht ständig auf der Toilette verschwinden, um sie aufzuschreiben, weil ich nicht will, dass die anderen sich an mich als die Praktikantin mit nervösem Dünnpfiff erinnern.

Also werde ich es so machen wie im Kindergarten. Ich werde bis zur Mittagspause warten und mir dann einen ruhigen Ort für mein Kritzelfest suchen. In der Zwischenzeit werde ich die Wörter im Kopf behalten. Aber ich habe panische Angst, dass ich einige davon vergessen könnte. Was habe ich davon, einen guten Artikel zu schreiben, wenn ich dabei schreckliche Dinge tue, an die ich mich anschließend nicht mehr erinnern kann (dafür aber alle anderen)?

Es dauert etwa fünfundvierzig Minuten, um all die Wörter zu identifizieren, die ich behalten muss, während ich pausenlos den Schwachsinnssatz »In Surrey gibt es viele Möglichkeiten, Vintage zu erleben« tippe, lösche und erneut tippe in der Hoffnung, so beschäftigt zu wirken, dass niemand das Chaos in meinem Kopf bemerkt.

Ich benutze den Kuli auf meinem Schreibtisch, um mir die

Anfangsbuchstaben der Wörter auf die Hand zu schreiben, damit ich mich später leichter an sie erinnern kann. Das habe ich nicht mehr getan, seit ich in der Klinik war. Es ist nicht gut, wieder damit anzufangen. Aber ich will, dass dieses Praktikum perfekt wird, also darf nichts verloren gehen.

»Muss denn wirklich alles perfekt laufen?«, fragt Dr. Finch laut, als wäre sie mit im Raum. »Ist Perfektion tatsächlich immer erstrebenswert? Und wenn ja, wäre es wünschenswert?«

»Wir haben auch Notizblöcke, weißt du! Wir sind zwar billig, aber nicht so billig!«, ruft Doug von seinem Platz zu mir herüber.

Mist.

Brigitte, die französische Produktionsleiterin, die mit dem Rücken zu mir sitzt, dreht sich um.

»Oh, là, là!«, ruft sie. »Deine Hände sind so rot! Du solltest nicht darauf schreiben! Das muss wehtun! Hier, nimm ein bisschen Handcreme.«

»Danke.« Ich werde rot. »Sie sind … äh … sie sind ein wenig empfindlich, ja. Danke«, sage ich und massiere die Creme in die Haut.

Empfindlich?

*Lügnerin.*
*Lügnerin.*
*Lügnerin.*

Ich drehe mich wieder zu meinem Computer. Die sieben Wörter, die diese Interaktion generiert hat, fordern meine ganze Aufmerksamkeit. Ich verbringe ein paar Minuten damit, sie zu sortieren, bevor ich Google öffne. Höchste Zeit für Vintage in Surrey.

Ich hebe die Hände, bereit zu tippen.

Jeden Augenblick werde ich anfangen zu tippen.

Jeden Augenblick.

Aber ich kann nicht.

Plötzlich bin ich von der Angst gepackt, ich könnte obszöne Dinge googeln.

*Vintage Penisringe.*

*Retro Dildos.*

*Secondhand Ouvert Hosen.*

*Secondhand XXX Videos.*

Das ist zu viel.

»Ich brauche was zu trinken«, erklärt Doug laut. »Lily, willst du mir helfen, Tee zu kochen? Dann kann ich dir zeigen, wo alles ist.«

»Äh … Ja, klar.« Ich lächele.

Doug geht durch den Raum, sammelt schwungvoll die Becher von den Schreibtischen und stellt sie auf ein schmutziges Silbertablett.

»Du übernimmst den Tee«, sagt er. »Ich mache den Kaffee. Teebeutel sind hier, heißes Wasser da drüben, Milch im Kühlschrank. Zucker in der Dose da.«

Ich muss vier Becher Tee machen, zwei davon süß. Doch ich habe Angst, statt des Zuckers irgendein Rattengift aus der Tasche gezogen und hineingestreut zu haben. Direkt von der Küche aus geht eine Toilette ab. Das ist unhygienisch. Ich rede mir ein, dass ich in einem unbeobachteten Moment schnell hineingeflitzt bin und in die Becher gepinkelt habe.

Diesen Tee kann kein Mensch trinken. Es wird nicht geschehen. Rasch, bevor Doug mich aufhalten kann, schütte ich drei davon in die Spüle. (Um meinen eigenen mache ich mir keine Sorgen, schließlich kommt man nicht ins Gefängnis, wenn man sich selbst vergiftet hat, erst recht nicht, wenn man tot ist.)

»Wieso …«

»Doug«, sage ich und bereite mich darauf vor, die *IDIOT*-

Kategorie zu füllen, »ich glaube, ich habe den Tee nicht so gemacht, wie sie ihn wollten. Kannst du ihn machen, und ich sehe zu, damit ich ihn beim nächsten Mal richtig hinbekomme?«

Doug schiebt eine Augenbraue nach oben und lacht.

»Das ist Tee, keine Raketenwissenschaft!«

Na super. Mein sexy Kollege hält mich für einen kompletten Volldeppen. Ich beschließe, mich in Zukunft aus der Teezubereitung herauszuhalten. Mir egal, ob es ein wichtiger Initiationsritus ins Arbeitsleben ist. Während meiner Wache wird niemand sterben.

Als mein zweiwöchiges Praktikum vorbei ist, ruft mich Bill, der Chefredakteur, in sein Büro.

Ich setze mich in den Drehstuhl auf der anderen Seite seines Schreibtisches und versuche mich so wenig wie möglich zu bewegen, um jegliches Fehlverhalten zu minimieren.

»Dein Vintage-Artikel hat mir sehr gut gefallen«, sagt Bill. »Ich denke, wir werden ihn nächsten Monat bringen.«

»Danke.« Ich versuche, genau im richtigen Maße zu lächeln, nicht zu viel und nicht zu wenig – genug, damit er weiß, dass ich mich über sein Kompliment freue, aber nicht so viel, dass ich gestört wirke. Ich verrate ihm – und auch den anderen – nicht, dass ich den Artikel zu Hause geschrieben habe, wie auch alles andere, das ich in dieser Woche schreiben sollte. Weit weg von neugierigen Blicken, mit allen Listen ordentlich sortiert und nur Fatty als Gesellschaft.

Die nächste Bemerkung trifft mich völlig unerwartet.

»Hättest du Interesse an einem Job?«

»Ich … äh … Ja! Liebend gern!«

*Idiotin.*

*Idiotin.*

*Idiotin.*

»Wie fit bist du mit Webseiten?«

»Nicht sehr. Aber ich könnte es lernen.«

Dad und seine neue Freundin Charlotte – blond, Yogalehrerin, super sexy – sind nach Oxford gezogen, um ein altes Pfarrhaus zu restaurieren und eine Familie zu gründen.

Ella und ich besuchen sie übers Wochenende.

»Zeit, ins Auto zu steigen«, sagt Dad am Samstagvormittag, nachdem wir uns beim Brunch die neusten Neuigkeiten berichtet und ich ihm von meinem Jobangebot erzählt habe. »Wir machen einen Ausflug!«

Wir vier klettern in den Porsche Cayenne. Charlotte, die im siebten Monat schwanger ist, sitzt vorne und streicht gedankenverloren über die hübscheste Kugel des weiblichen Universums.

Wir gleiten über Landstraßen, bevor wir auf die Autobahn auffahren und unser mysteriöses Ziel ansteuern. In Reading fahren wir wieder ab, kurven durch Vororte und halten dann vor einer Reihe hässlicher Bungalows.

»Was wünschst du dir zu deinem zwanzigsten Geburtstag?«, hat Dad mich gefragt.

»Einen Hund!«, habe ich lachend geantwortet, weil ich nicht davon ausgegangen bin, dass irgendjemand mich für fähig halten könnte, die Verantwortung für so ein Tier zu übernehmen.

Vor zwei Monaten bin ich zwanzig geworden. Ich weiß, wo wir sind.

»Hundezüchter wohnen an den seltsamsten Orten«, bestätigt Dad.

»O mein Gott!« Ich grinse und erinnere mich an den Tag vor so vielen Jahren, als Dad Tuffy unter ähnlich mysteriösen Umständen abgeholt hat. Dad liebt Überraschungen.

Wir steigen aus dem Auto, und Dad klingelt an der Tür.

Durch die Scheibe sehe ich eine Bewegung und höre eilige Schritte näher kommen. Ein untersetzter Mann im Poloshirt und mit einem breiten perlweißen Lächeln im sonnengebräunten Gesicht öffnet uns die Tür.

»Hi! Ich bin Bert! Sie müssen hier sein, um die Welpen zu sehen! Zwei sind noch da! Das Züchten liegt bei uns in der Familie, wir machen es schon seit Generationen!«, sagt Bert. Er ist einer von diesen Menschen, die am Ende jedes Satzes mit der Stimme nach oben gehen. Ich fühle mich, als wäre ich gerade in eine Low-Budget-Werbung gestolpert.

»Bitte, kommen Sie rein!«

Wir vier folgen Bert durch die Küche in einen Abstellraum, wo sich zwei weiße Flauschkugeln ganz hinten in einem mit Zeitungspapier ausgelegten Käfig zusammengerollt haben. Ihre Mutter schlummert in einem Korb auf der anderen Seite des Zimmers.

»Sie können sich einen aussuchen!«, sagt Bert und öffnet die Käfigtür.

Ich möchte mir keinen Hund aussuchen. Eine so schamlose Bevorzugung wird zwangsläufig als roter Eintrag in zahlreichen Kategorien landen.

»Oh, das ist irgendwie unfair!«, sage ich und versuche es locker klingen zu lassen, während ich mich dafür hasse, wie Bert den Satz ein paar Töne höher beendet zu haben.

»Ich bin mir sicher, keiner der beiden wird es Ihnen übelnehmen!«, tröstet Bert mich ungeschickt.

»Ich nehme einfach den, der als Erster rauskommt«, sage ich und knie mich vor den offenen Käfig.

Der etwas größere Welpe, der uns schon mustert, seit wir das Zimmer betreten haben, watschelt aus dem Käfig und versucht auf meinen Schoß zu klettern. Bei den ersten beiden Versuchen rutscht er wieder runter, dann sieht er mich mit niedlich aufgerissenen Augen an, als wollte er sagen: »Das ist der Moment, in dem du mir hilfst«, und ich hebe ihn hoch. Er blickt triumphierend zu mir auf, seine kleine schwarze Nase zuckt, und sein Schwanz wedelt gegen meinen Oberschenkel. Er sieht aus wie ein Rocky.

»Du kannst ihn nicht mit nach oben nehmen!«, hat Mum gesagt. »O mein Gott, was, wenn ein Malheur passiert?«

»Dann mache ich es weg.«

»Aber du hasst Schmutz. Hundepipi in deinem Zimmer muss doch dein größter Albtraum sein!«

»Es ist Welpenpipi. Das fühlt sich nicht so schlimm an. Das ist so wie damals, als Ella und ich zusammen gebadet haben und Ella in die Wanne gemacht hat. Ich habe geschrien, und du hast gesagt, ich soll mir keine Sorgen machen, Babypipi ist magisches Heilwasser. ›Evian wird durch Babynieren gefiltert‹, hast du gesagt. Erinnerst du dich? Nun, und jetzt habe ich das gleiche positive Gefühl, wenn es um Welpenpipi geht.«

»Du bist verrückt!« Mum lacht und wirft die Hand vor den Mund.

Ich setze Rocky am Fuß der Treppe ab, aber die erste Stufe ist doppelt so hoch wie er selbst. Er blickt von mir zur Treppe und wieder zu mir zurück und streckt konzentriert ein wenig die Zunge heraus. Plötzlich wird mir bewusst, dass er vermutlich noch nie eine Treppe gesehen hat. Wie das wohl ist, nicht zu wissen, was eine Stufe ist? Ich würde gerne noch einmal zu diesem Entwicklungsstadium zurückkehren, alles noch einmal lernen, aber diesmal richtig. Wie gern würde ich mein Hirn auf die Fabrikationseinstellungen zurücksetzen.

Ich setze Rocky auf mein Bett und kontrolliere, ob alle elektrischen Geräte ausgeschaltet sind, sodass ich mich zu ihm setzen und mit ihm kuscheln kann. Ich schalte alle Steckdosen- und Lichtschalter an und aus, an und aus, an und aus und fahre die Jalousien neunmal rauf und runter. Rocky hat sich aufgesetzt und sieht mich an. Er legt den Kopf schief, als fragte er sich, was zum Teufel ich da mache. Dann bellt er einmal, hoch und ausdrücklich. Normalerweise würde ich meine Rituale niemals vor jemand anderem vollziehen, aber Rocky habe ich nicht dazugerechnet, weil ich davon ausgegangen bin, dass er keine Ahnung von dem hat, was ich tue. Doch er hat bemerkt, dass irgendetwas nicht in Ordnung ist.

Selbst ein Welpe merkt, dass ich mich seltsam verhalte.

Jetzt bin ich mir nicht mehr sicher, ob ich weitermachen soll.

Ich setze mich aufs Bett, nehme ihn hoch und streichle den samtweichen Bogen zwischen seinen Augen. Er entspannt sich; seine Augenlieder sinken hinab.

»Was meinst du, Rocky? Soll ich den Job annehmen?«

Er streckt träge die Zunge heraus und leckt meine Hand. Dann schläft er ein. Ich will mir gerade einreden, wenn ich die Frage noch einmal stelle und er die Augen öffnet, bedeute das, ich soll das Angebot annehmen und es wird gut für mich laufen, doch dann erinnere ich mich daran, dass ich magisches Denken vermeiden soll und dass es nicht vernünftig ist, einen Welpen um Rat zu fragen.

Die Euphorie über das Jobangebot schwindet nach ein paar Tagen. Vermutlich sollte ich realistisch sein und Bill sagen, dass ich vielleicht in ein paar Monaten in der Lage sein werde, das Angebot anzunehmen. Aber welche Gründe soll ich ihm nennen? Persönliche? »Persönliche Gründe« zu haben klingt immer gleich so, als wäre man nicht vermittelbar.

Und wird die Stelle dann noch frei sein?

Ich spiele mit dem Gedanken, es einfach zu tun und mich irgendwie in den Griff zu bekommen, aber dann erinnere ich mich an die Male, die es schiefgegangen ist.

»Ich weiß, dass du es nicht willst«, sagt Mum nach dem

Abendessen. »Aber warum versuchst du es nicht mal mit einer Selbsthilfegruppe? Damit will ich nicht sagen, dass Dr. Finch dir nicht helfen kann. Ich finde, sie hilft, aber es kann nie schaden, mal was Neues zu probieren. Würdest du es versuchen? Für mich?«

# 28
# Rocky

Ich stehe mit Mum draußen vor dem Raum, in dem sich die Selbsthilfegruppe trifft.

Durch das Fenster in der Tür sehe ich einen großen Kreis aus Menschen, die auf Plastikstühlen sitzen.

»Ich hab's mir anders überlegt, Mum, ich will nicht hingehen.«

»Komm schon, wir sind den ganzen Weg hergekommen. Geh einfach eine Weile hinein und schau, wie es dir gefällt. Ich bleibe bei dir.«

»Ich will nicht. Wirklich, wirklich nicht.«

Ich blicke noch einmal durch die Scheibe. Eine Frau mit langen braunen Haaren spricht gerade, aber ich kann nicht hören, was sie sagt. Sie gestikuliert mit den Händen.

Mum öffnet die Tür und schiebt mich hinein. Ich quieke laut auf. Etwa dreißig Köpfe drehen sich um und sehen mich an.

»Willkommen! Setzt euch«, sagt ein Mann, der in einer Ecke des Raumes sitzt. »Wir stellen uns gerade vor. Ihr braucht bloß eure Namen zu sagen, welche Erfahrungen ihr mit OCD gemacht habt und wie eure Woche so war. Und ihr dürft auch einfach aussetzen, wenn ihr nichts sagen möchtet.«

Ich setze mich neben Mum auf die andere Seite des Kreises. Jeder spricht für etwa eine Minute. Als die Reihe an mich kommt, setze ich aus, aber Mum macht es wieder wett.

»Das ist Lily, und ich bin ihre Mum. Wir sind heute zum ersten Mal in einer Selbsthilfegruppe. Lily möchte nicht wirklich hier sein, aber ich hoffe, dass es ihr helfen wird. Ich bin hier, weil ich mehr über OCD erfahren möchte und darüber, wie ich Lily helfen kann. Hallo, alle miteinander!«

Sie winkt zaghaft in die Runde.

»Herzlich willkommen, ihr beide«, sagt der Mann noch einmal. Er klingt wirklich sehr einladend.

Es ist seltsam, denn ich habe immer gedacht, wenn ich eine Gruppe von Menschen mit OCD treffe, dann würden alle auf Zeitungspapier sitzen, um eine Kontamination mit den Stühlen zu vermeiden, und Handschuhe tragen und vielleicht sogar einen Mundschutz und immer wieder auf irgendwas herumklopfen.

Aber alle hier sehen ganz normal aus, und nur wenige haben Angst vor Kontamination.

Ich habe außerdem immer geglaubt, dass es keinen Sinn für mich macht, mich so einer Gruppe anzuschließen, weil keiner von ihnen ähnliche Symptome hat wie ich. Aber wie sich herausstellt, ist auch das falsch.

»Ich wollte immer Lehrerin werden, was ich auch bin«, sagt die junge Frau, die mir gegenübersitzt. »Aber ich unterrichte jetzt Erwachsene, weil ich Angst habe, Kindern wehzutun, wenn ich in ihrer Nähe bin.«

»Ich hatte eine wirklich schlechte Woche, weil ich das Gefühl habe, diese Gedanken werden niemals aufhören«, sagt einer.

Und ein anderer sagt: »Meine Zwangsstörung dreht sich darum, Schaden zu vermeiden. Wenn ich auf der Straße irgendetwas sehe, das gefährlich sein könnte, wie eine Glasscherbe oder so was, dann muss ich etwas dagegen tun. Ich bin immer auf der Suche nach Dingen, die Schaden anrichten könnten, damit ich sie entfernen kann. Und ich habe ein paar Kontaminationsprobleme. Aber ich hatte eine echt gute Woche. Ich habe das Gefühl, als hätte ich bei meiner kognitiven Verhaltenstherapie wirklich einen Durchbruch erzielt.«

»Meine Zwangsstörung dreht sich auch darum, etwas Schlimmes zu verhindern«, berichtet ein anderer. »Besonders bei Tieren. Letzte Woche habe ich einen Frosch auf dem Gehweg gesehen. Also habe ich versucht, ihn auf einen kleinen Grashügel zu setzen, damit niemand auf ihn tritt.«

»Das mache ich auch!«, ruft ein Mann von der anderen Seite des Raumes. »Ich hebe Schnecken vom Gehsteig auf und setze sie woandershin. Und ich verfolge jeden meiner Schritte noch einmal zurück, um sicherzugehen, dass ich auf keine draufgetreten bin.«

»Also, jedenfalls hebe ich diesen Frosch auf, und er springt mir aus der Hand auf die Straße, und dann – zack, direkt vor meiner Nase – wird er vom Auto überfahren.«

Kollektives Einatmen, als die Gruppe die psychologischen Implikationen von Murphys Gesetz würdigt, das sich gegen den Frosch-Samariter verschworen hat.

»Ja«, sagt er. »Das war wirklich schlimm.«

Nach der Hälfte der Zeit gibt es eine Viertelstunde Pause, und die Anwesenden unterhalten sich untereinander. Der Mann, der uns willkommen geheißen hat, kommt herüber, stellt sich als Thomas vor und fragt, wie es mir geht.

Dann bittet er um Ruhe für die zweite Hälfte.

Die Gespräche verstummen, und diejenigen, die herumgelaufen sind, eilen zurück zu ihren Stühlen. Auf der anderen Seite des Kreises widmet sich die Frau, die sagt, dass sie häkelt, um sich auf etwas anderes als ihre Gedanken zu konzentrieren, wieder der Arbeit an ihrem orangefarbenen Schal.

»Unser Diskussionsthema heute ist Schuld – wie sie uns beeinflusst und was wir tun können, um dieses Gefühl zu überwinden.«

Kollektives bestätigendes Gemurmel begleitet die Themenwahl.

»O Gott, lasst mich lieber gar nicht erst anfangen!«, sagt jemand. »Ich trage so viel davon mit mir rum, dass es für das gesamte Justizvollzugssystem des Landes ausreicht!«

Alle lachen.

Ich fühle mich, als wäre ich nach Hause gekommen.

Später, im Bett, kann ich mich nicht erinnern, mich jemals so getröstet gefühlt zu haben. Es gibt noch mehr Menschen wie mich. Andere, die ihre Tage gefangen zwischen den Höhen und Tiefen endloser Gedankenströme verbringen.

Ich bin kein Freak.

Ich drehe mich auf die Seite und lege den Arm um Rocky, der sich neben mir eingerollt hat, atme den sanften, puderigen Geruch seines Fells ein und lausche seinem leisen Schnarchen. Ich bin so froh, nicht mehr allein zu sein.

Seit Rocky hier oben bei mir schläft, habe ich aufgehört, die Schubladen und Schränke zu öffnen und zu schließen, um sicherzugehen, dass nichts darin ist, und auch hinter den Gardinen und unter dem Bett nachzusehen.

Rocky sorgt dafür, dass das Zimmer sich okay anfühlt. Und ich kontrolliere die Schalter und Rollläden und so weiter nicht gerne, wenn er mir dabei zusieht. Wenn ich es tue, dann legt er den Kopf schief und sieht mich so seltsam an, dass ich mich dumm fühle – was mir sehr hilft. Es ist gut, daran erinnert zu werden, wie dumm die Dinge sind, die ich tue, und da er ein Hund ist, nehme ich es ihm nicht übel, was ich bei einem Menschen tun würde, der mich anblökte: »Hör endlich auf damit.«

Ich erinnere mich daran, was Dr. Finch gesagt hat:

»Deine Rituale setzen voraus, dass du dich isolierst.«

Ich kann nicht den ganzen Tag zu Hause rumhocken und darauf warten, dass jemand kommt und mir hilft. Das macht alles nur noch schlimmer. Aber ich kann auch nicht so tun, als wäre alles in Ordnung; das würde nur dazu führen, dass ich früher oder später völlig zusammenbreche.

Und das ist der Moment, in dem die Antwort, auf die ich gewartet habe, plötzlich da ist, wie ein Geschenk, so einfach, so rein, es ist ein Wunder, dass ich nicht schon früher daran gedacht habe.

Ich werde ehrlich sein.

Ich verabrede mich mit Bill für Montagmorgen um 10.00 Uhr in seinem Büro. Aber es ist schon 10.15 Uhr, und er ist immer noch in einem Meeting.

Ich sitze draußen, schlürfe nervös den Tee, den Doug mir gekocht hat, und versuche mich auf das zu konzentrieren, was er sagt. Brigitte und ihre Produktionsassistentin Nel kommen dazu und steigen in die Unterhaltung mit ein. Alle hier sind nett. Sie betüddeln mich und amüsieren sich darüber, dass ich das neue Büro-Baby sein werde, wenn ich den Job annehme.

»Ich kann einfach nicht glauben, dass du erst zwanzig bist! Die Jüngste darf den Weihnachtsbaum schmücken«, sagt Nel. »Deine Chancen stehen also gut dieses Jahr!«

Um 10.45 Uhr ruft Bill mich endlich in sein Büro. Ich setze mich auf den Stuhl ihm gegenüber.

Tief durchatmen.

»Hast du über mein Angebot nachgedacht?«

»Ja«, sage ich. »Ich habe sogar sehr viel darüber nachgedacht. Ich würde die Stelle sehr gerne annehmen. Danke, dass du sie mir angeboten hast.«

»Großartig! Wann kannst du anfangen?«

»Wann du willst. Da ist nur … Da ist nur noch eine Sache …«

»Oh, ja?«

»Ich habe OCD. Und ich versuche gerade, es in den Griff zu bekommen. Deshalb bräuchte ich einen Nachmittag in der

Woche, um zu meiner Ärztin zu fahren. Und es kann sein, dass ich manchmal, wenn es ganz schlimm wird, nicht zur Arbeit kommen kann. Ich weiß, ich habe gerade dafür gesorgt, dass ich so klinge, als wäre ich völlig arbeitsunfähig. Aber entweder ich sage es dir und nehme die Stelle an – oder ich nehme die Stelle nicht an, denn ich habe versucht, es zu verbergen, aber das hat nie gut geendet. Und ich … ich möchte diese Stelle wirklich so, so gerne. Also habe ich gedacht, ich sage es ehrlich und sehe, ob du mich noch haben willst.«

Genug jetzt, halt die Klappe.

Ich bereite mich auf eine von drei Standardantworten vor:

»Oh, ich bin ja selbst total OCD!«

»Sind wir nicht alle ein bisschen verrückt?«

»Du kannst jederzeit bei uns putzen kommen!«

Doch seine Antwort überrascht mich:

»Was genau ist OCD?« Er sieht aus, als wäre es ihm ein wenig peinlich. »Ich meine, tut mir leid, ich sollte so was wissen, aber ich habe keine Ahnung.«

»Nein, mach dir keine Gedanken. Es bedeutet, dass man zwanghafte Gedanken hat oder Ängste und dann eine zwanghafte Handlung vollführt, damit sie wieder weggehen. Und das führt zu einem Teufelskreis, sodass man nicht aufhören kann, diese Dinge zu tun.

Ich … ich mache mir ständig Gedanken über alles, was ich tue, also wie ich etwas sage und ob es seltsam ausgesehen hat, als ich das und das gemacht habe, oder ob etwas an mir eklig oder abstoßend gewirkt haben könnte, und dann muss ich das alles aufschreiben und ganz viel darüber nachdenken, damit es wieder weggeht. Ich schreibe ein Notizbuch nach dem anderen voll mit Listen von alltäglichen Dingen, an die andere Menschen keinen Gedanken verschwenden würden. Das beschäftigt mich jeden Tag mehrere Stunden. Außerdem habe ich ziemliche Angst vor Schmutz, also wasche ich mir ständig die

Hände. Das ist wahrscheinlich eher eine bekanntere Form dieser Krankheit.«

Der einzige Mensch, dem ich von diesen Dingen erzähle, ist Dr. Finch. Plötzlich fühle ich mich verletzlich und idiotisch. Wieso erzähle ich das alles meinem zukünftigen Chef?

»Ich weiß, es klingt albern«, füge ich eilig hinzu.

»Es klingt nicht albern, es klingt, als wäre es die Hölle!«

Oh. Mitgefühl. Das ist schön. Ich fühle mich ein wenig mutiger.

»Ja, das ist es. Andere Leute haben andere Symptome. Der Begriff OCD oder Zwangsstörung bezieht sich auf eine große Bandbreite, weil man diese Zwangsgedanken zu allen möglichen Dingen haben kann. Deshalb ist es nicht so einfach zu erklären. Na ja, jedenfalls … Ich … ich kann total verstehen, wenn du denkst, dass es nicht möglich ist, mir diesen Job zu geben.«

Es ist keine Lüge; ich würde es total verstehen. Wenn ich ein Team leiten müsste, würde ich mein Hirn nicht einstellen.

»Nein, das ist kein Problem. Ich würde mich nach wie vor freuen, dich an Bord zu haben. Danke, dass du es mir gesagt hast. Es ist, ähm, es ist gut, mit solchen Dingen offen umzugehen.« Er lächelt ein wenig verlegen, und ich habe das Gefühl, obwohl mentale Gesundheit nach wie vor der Elefant im Raum ist, gibt der Raum sich alle Mühe, den Elefanten zu beherbergen, was weit mehr ist, als ich erwartet habe.

»Und, warst du heute Morgen bei deinem neuen Job?«, fragt Dr. Finch. Sie hat meine Akte auf ihrem Schoß und den Stift gezückt, bereit, diese neue bahnbrechende Entwicklung zu dokumentieren.

»Ja. Meine erste Woche ist fast um.«

»Und du hast dich entschieden, ihnen von deiner Zwangsstörung zu erzählen, richtig? Wie haben sie es aufgenommen?«

»Ja, ich habe es ihnen gesagt. Sie waren toll. Mein Boss sagt, ich kann einen Nachmittag pro Woche frei haben, um zu Ihnen zu fahren. Ich gehe jeden Tag mit zwei von meinen Kollegen, Doug und Brigitte, im Café ein Stück die Straße runter essen. Sie haben mich gefragt, warum ich einen Nachmittag in der Woche frei habe, und ich habe ihnen ein bisschen über meine Zwangsstörung erzählt, und sie haben es wirklich gut aufgenommen. Ich fühle mich gut.«

Das war der leichte Teil. Jetzt kommt der schwierige.

»Ich glaube, Sie haben vermutlich eine Ahnung, was ich Ihnen gegenüber empfinde«, sage ich hastig. Die Worte hängen in der Luft, können nicht mehr rückgängig gemacht werden, schließen sich auf gefährliche Weise selbst aus.

»Es ist ein Gefühl, von dem ich wünschte, dass ich es nicht hätte. Es ist ein Gefühl, das meiner Therapie manchmal im Weg gestanden hat, glaube ich, weil ich mich nur noch darauf konzentriere, meine Listen in perfekter Ordnung zu halten, wenn ich in Ihrer Nähe bin, statt mir von Ihnen zeigen zu lassen, wie ich mich gegen sie wehren kann. Es ist ein Gefühl, das es schmerzhaft für mich macht, in Ihrer Nähe zu sein, und deshalb muss ich dafür sorgen, dass es mir so schnell wie möglich besser geht, damit ich nicht länger zu Ihnen kommen muss. Können wir das machen?«

»Ja«, sagt Dr. Finch. »Können wir.«

»Hi, ich bin Lily, und ich habe OCD, seit ich denken kann.«

Ich lasse meinen Blick über die Gruppe schweifen. Alle nicken und lächeln. Katie, mit der ich schon essen war, lächelt und winkt.

»Bei mir geht es hauptsächlich darum, dass ich jede Handlung, die als schlecht angesehen werden könnte, protokollieren und dann rechtfertigen muss, warum das, was ich getan habe, nicht schlecht war, oder mich, wenn doch, daran erinnern muss, warum es schlecht war. Tatsächlich war meine Woche ganz gut. Ich habe einen neuen Job angefangen. Und ich habe meinem Boss von meiner Zwangsstörung erzählt, und er hat es überraschend gut aufgenommen.«

Die Gruppe scheint sich wirklich zu freuen, das zu hören. Nach und nach erzählen auch einige der anderen von sich.

»Ich hatte eine gute Woche«, erzählt eine Frau, die Sheila heißt. »Ich habe festgestellt, dass es mir hilft, wenn ich meine Zwangshandlungen bewusst vor mir herschiebe. Ich sage mir: Ich mache es in fünf Minuten oder in zehn und immer so weiter, und irgendwann merke ich, dass der Zwang, es zu tun, weg ist und ich es gar nicht mehr machen muss. Es funktioniert wirklich gut.«

Ein Chor von Stimmen erklärt, dass es ihnen auch schon öfter geholfen hat.

Ich denke darüber nach. Obwohl es so scheinen mag, als würde ich meine Rituale verschieben, weil ich sie mir erst wirklich gestatte, wenn ich allein bin, konzentriere ich mich doch immer auf sie und wiederhole die Wörter im Kopf, damit ich sie nicht vergesse. Was, wenn ich versuchen würde, sie wirklich zu verschieben? Könnte mir das ebenfalls helfen?

Am nächsten Tag im Büro wiederhole ich in Gedanken wie ein Mantra: »Erst arbeiten, dann grübeln.« Wenn mir Wörter in den Kopf kommen, sage ich mir, dass ich mich später um sie kümmern werde. Und tatsächlich packt mich nicht diese schiere Panik, die ich spüre, wenn ich der orthodoxen Vorgabe der kognitiven Verhaltenstherapie folge, nach der ich mich allen Ritualen widersetzen muss.

Das Ritual zu verschieben, das sich aus den ersten zehn Minuten im Büro nährt, wenn alle sich begrüßen und ein wenig plaudern, bedeutet, dass ich tatsächlich vor zehn Uhr einiges geschafft kriege.

Ich füttere unsere Online-Publishing-Software mit regionalen Nachrichten. Ein vermisster Junge, vierzehn Jahre alt; ein neuer Promi, der in die Region zieht; das Urteil im Verfahren gegen einen Sexualstraftäter.

An diesem Punkt verbringe ich normalerweise ein paar Stunden damit, nachzusehen, dass ich nicht irgendwelche gruseligen Schlussbemerkungen unter die Artikel geschrieben habe nach dem Motto: »Danke fürs Lesen, Leute. Ach ja, nur zur Info: Ich bin auch schon wegen sexueller Belästigung auffällig geworden« oder »Bloß damit ihr's wisst: Der Junge sitzt bei mir im Keller«.

Heute kontrolliere ich die Artikel nur noch einmal auf Rechtschreib- und Grammatikfehler und drücke auf »HOCHLADEN«. Ich sage mir, dass es schon in Ordnung ist. Ich werde sie später noch einmal lesen.

Die Artikel erscheinen auf der Webseite. Ich kopiere die Links, setze sie in unsere Twitter-Accounts und tippe die entsprechenden Headlines in den Tweet. Ich lese den Tweet nicht noch zigmal durch, um sicherzugehen, dass ich nicht SCHLAFFE OMATITTEN KOMMEN NACH SURREY oder etwas ähnlich Karrieretötendes twittere.

Bill ruft mich in sein Büro, um über die Website-Statistiken zu reden. Er ist sehr zufrieden mit den Fortschritten, die ich mache. Wir plaudern etwa fünfundvierzig Minuten, dann kehre ich an meinen Schreibtisch zurück. Ich will meine Artikel kontrollieren, aber ich sage mir, dass ich es auch später noch tun kann.

Brigitte ruft mich, weil sie wissen will, was ich von einem ihrer Seitenlayouts halte. Ich schlüpfe nach draußen für eine Zigarettenpause. *Später, später*, sage ich mir.

Ich setze mich wieder an meinen Schreibtisch und recherchiere ein wenig über eine Kneipe in der Nähe für einen Artikel über die kuscheligsten Lokale für den Winter. *Später, später.*

Ich gehe mittagessen und lache mit Brigitte über eine witzige Aktion von ihrer Katze. *Später, später.*

Wieder am Schreibtisch, beantworte ich einen Anruf von einem verärgerten Leser, der auf unserer Webseite mehr über Golf lesen möchte. Ich lege auf und bereite mich darauf vor, mir selbst einzureden, dass ich mich in fünf Minuten um meine Listen kümmern werde, als ich plötzlich feststelle, dass sie mir keine Angst mehr machen.

Sie sind bloß noch eine Reihe irrelevanter Handlungen, die in den letzten paar Stunden geschehen sind, und ich muss sie nicht mehr ändern.

# 29
# Die Wahrheit

Ich sitze in einer Bar einem Mann gegenüber, der sich Dean nennt. Er sieht älter aus als ich, aber nicht zu alt – vielleicht Ende dreißig.

Er hat etwas an sich, das mir gefällt. Er ist witzig, aber er scheint es nicht zu wissen. Aktuell habe ich zehn Einträge auf meiner Liste.

»Was möchtest du trinken?«, fragt er.

Ich möchte, dass diese Rituale aufhören. Nur dieses eine Mal möchte ich einfach nur die Gesellschaft eines anderen Menschen genießen. Ich weiß, dass ich keinen Alkohol trinken sollte, damit es aufhört, aber es hilft. Es muss ja niemand erfahren.

»Wein«, sage ich.

Wir bestellen zwei Gläser Chardonnay. Dean nippt an seinem mit kleinen, regelmäßigen Schlucken und wirkt insgesamt sehr entspannt. Ich tue so, als wäre ich es auch.

Wir reden über sein Leben, wir reden über meins. Er hält über den Tisch hinweg meine Hand, und ich breche meine Regel, die besagt: Kein Kuss beim ersten Date. Er ist ein Mensch, mit dem ein paar Stunden verfliegen wie Minuten, und er hat schöne Augen. Ich trinke mehr Wein. Gegen Mitternacht beschließt Dean, dass ich genug getrunken habe. Ich bestehe darauf, mit der U-Bahn zurückzufahren. Zuerst stimmt Dean mir zu, aber mein betont nüchterner Gang strauchelt auf der Treppe hinunter zur Bond Station.

»Nein, okay, hör zu, komm einfach mit zu mir. Mein Wagen

steht gleich um die Ecke. Du musst erst wieder nüchtern werden«, sagt er. »Dann rufe ich dir ein Taxi.«

Aus irgendeinem Grund klingt das nach einer guten Idee.

Ich kann mich noch an ein paar Einzelteile der Autofahrt erinnern. Ich erinnere mich, dass Dean vor einem libanesischen Restaurant anhalten musste, damit ich zur Toilette gehen konnte. Ich erinnere mich, laut zum Radio mitgesungen zu haben. Wie lange? Zwanzig Minuten? Eine Stunde? Ich erinnere mich, gedacht zu haben, dass er ein wirklich netter Mann sein muss, da er noch keinerlei Annäherungsversuche gemacht hat. Ich erinnere mich, dass ich ihm erzählt habe, wenn ich nicht perfekt sein kann, dann will ich nicht existieren. Ich erinnere mich, dass er mir wie versprochen ein Taxi gerufen hat und dass ich ihm versprechen musste, ihm eine Nachricht zu schicken, wenn ich heil zu Hause angekommen bin.

»Lily! Du musst aufstehen, sonst kommst du zu spät zur Arbeit!«, ruft Mum die Treppe hinauf.

Ich ziehe mir die Decke über den Kopf, versuche mich vor dem Tag zu verstecken und kehre zu dem Punkt auf meiner Liste zurück, von dem an ich mich nicht mehr an gestern Abend erinnern kann. Ich muss versuchen, so viel wie möglich wieder zurückzuholen. Ich weiß, dass ich wieder Blank Time angesammelt habe, was niemals gut ist.

Die einfachste Lösung wäre, Dean nicht wiederzusehen, denn dann müsste ich nicht an all die Handlungen denken, an die ich mich nicht mehr erinnern kann. Tatsächlich wäre das wohl die vernünftigste Entscheidung, zumal er viel zu alt für mich ist und Kinder im Teenageralter hat. Aber tatsächlich spielt das gar keine Rolle.

Ich fürchte, letzte Nacht habe ich mich gründlich blamiert.

Ich bezweifle, dass er sich noch einmal bei mir melden wird.

Ich bin gerade bei Dean angekommen. Wir wollen den Samstag zusammen verbringen, denn aus irgendwelchen Gründen hat er beschlossen, dass er mich wiedersehen will.

Zu meinen Füßen jagt Rocky bellend wie ein Irrer seinen eigenen Schwanz.

»Ich denke, dieser Gentleman hier muss in den Park«, sage ich und notiere **H**ERRISCH, WENN ES UM ROCKY GEHT unter *UNHÖFLICH*, denn man sollte jemandem, der einen zu sich eingeladen hat, nicht sagen, was er tun soll. Aber Dean scheint kein Problem damit zu haben. Mit männlicher Effizienz nimmt er Rocky an die Leine, und ab geht's in den Regent's Park.

Dean versucht zweimal, meine Hand zu nehmen. Vermutlich ist es meine Schuld, weil ich ihm bei unserem ersten Date erlaubt habe, sie zu halten – dank des Alkohols war ich in Bezug auf Körperkontakt entspannter. Aber heute, nüchtern, bin ich sehr darauf bedacht, nichts Abstoßendes zu tun.

Zweimal kann ich es erfolgreich vermeiden, doch er versucht es ein drittes Mal. Ich notiere **SCH**WITZIGE HÄNDE in Rot unter *KÖRPERFUNKTIONEN*. Das Schlimme an schwitzigen Händen ist, dass sie ein reales und abstoßendes Problem sind, und keine kognitive Verhaltenstherapie der Welt wird sie verschwinden lassen.

Ich lasse Rocky von der Leine, aber er trottet weiter unter dem Bogen, den unsere Hände formen, zwischen uns her und präsentiert sich von seiner besten Seite.

»Wie süß!« Dean lacht. »Er läuft zwischen uns wie ein kleines Kind!«

Plötzlich mache ich mir schreckliche Sorgen, Dean könnte denken, ich hätte Rocky beigebracht, so zwischen uns zu laufen, damit Dean denkt, wie schön es wäre, gemeinsame Kinder zu haben, obwohl das hier erst unser zweites Date ist.

Ich notiere **M**ANIPULATIVE HUNDEBESITZERIN unter *ZICKE*.

Bei unserem fünften Date, während des Mittagessens in einem Pub in der Nähe von Deans Wohnung, fragt er mich, was mit mir los ist.

Die Wahrheit ist: Nichts ist wirklich los, ich hänge bloß fünf Minuten hinter der Zeit, weil ich damit beschäftigt bin, eine sexuelle Anspielung zu analysieren, die ich unter Umständen gemacht haben könnte.

Ich halte mich auch diesmal an mein Motto: Wahrheit ist die beste Strategie.

»Entschuldige«, sage ich. »Die Wahrheit ist, ich habe OCD.«

Er macht keine dumme Bemerkung; er lässt mich einfach erklären, was Sache ist. Ich sage ihm, je mehr mir ein Mensch bedeutet, desto wichtiger wird alles, was ich in seiner Gegenwart tue. Ich sage ihm, dass er mir jedes Mal, wenn wir uns sehen, ein wenig mehr bedeutet …

»… also werden deine Zwänge stärker?«, fragt er.

»Ja, genau.«

»Okay«, sagt er, schweigt eine Weile und tupft sich die Mundwinkel mit der Serviette ab, bevor er sie wieder auf seinen Schoß legt.

»Du hast also die Wahl. Du kannst dich weiter mit mir treffen und einfach akzeptieren, dass ich es genieße, mit dir zusammen zu sein, und du keinen Grund für deine Listen hast, oder du kannst so weitermachen wie bisher, und in ein paar Wochen oder Monaten oder wie lange es dauert, beendest du die ganze Sache von selbst, weil das Ganze eine Dimension bekommt, die du nicht länger ertragen kannst.«

Ich könnte ihm jetzt widersprechen, aber die Wahrheit ist, dass ich selbst schon überlegt habe, ob ich die Sache beenden soll, solange es noch eine nette kleine Romanze ist, an die ich mich mit einem guten Gefühl erinnern kann, bevor meine endlose Dokumentation sie völlig zerstört.

»Wieso betrachtest du das Ganze nicht als eine Art Experiment?«, fragt Dean. »Wenn du mit mir zusammen bist, machst du keine von deinen Routinen. Und wenn du es in drei Monaten nicht mehr aushältst, weil sich einfach zu viel Zeug angesammelt hat, das du nicht abgearbeitet hast, machst du Schluss und suchst dir eine neue Beziehung. Dann machst du so weiter wie immer und weißt, dass all deine Handlungen perfekt waren. Aber wenn du in drei Monaten feststellst, dass du deine Rituale gar nicht brauchst und dass du glücklich bist, dann bleib.«

Das ist brutal. Das ist radikal. Es lockt mit einer Du-kommst-aus-dem-Gefängnis-frei-Karte. Das gefällt mir.

Und so verlaufen die nächsten Monate: Ich gehe zur Arbeit, wo ich meine Rituale vor mir herschiebe, bis sie mir nicht mehr so viel Angst machen, und schreibe bald nur noch die richtig roten Einträge nieder. Ich entwickle mehr Persönlichkeit, was schon ironisch ist, da ich immer gedacht habe, es seien gerade die Listen, die zeigten, wer ich bin.

Das Experiment macht mir Angst und ist zugleich befreiend. Mit der Zeit fällt es mir immer leichter, die Wörter, die in Deans Gegenwart auftauchen, beiseitezuschieben, indem ich mir die ganze Sache wie ein großes Konfrontationstherapiespiel vorstelle. Ich fahre fast jeden Abend zu ihm, weil ich mir sage, ich sollte so viel Zeit wie möglich mit ihm verbringen, bevor die drei Monate vorbei sind.

Aber warum müssen die drei Monate überhaupt vorbei sein? Was wäre, wenn dieses Experiment zu meinem wahren Leben würde? Es muss besser sein als alles, was vorher war. Und wenn es wirklich bloß eine gigantische Konfrontation ist, bei der man etwas tut, das einem Angst macht, bloß um herauszufinden, ob die eigene Theorie darüber korrekt ist, dann ist das Ergebnis klar: Ich habe meine Listen in Gegenwart eines anderen Menschen nicht bearbeitet. Diese Person hat deshalb nicht gedacht, ich sei ein schlechter Mensch, und wollte mich auch nicht loswerden. Also muss ich keine Listen führen, um nicht als schlechter Mensch angesehen zu werden.

Vor zwei Wochen ist Dr. Finch auf einen Gedanken zurückgekommen, den wir in unserer allerersten Sitzung angesprochen hatten.

»Deine Rituale sind wie eine überteuerte Versicherung. Stell dir vor, ich würde so viel für die Versicherung meines Hauses zahlen, dass ich am Ende mehr bezahle, als mein Haus eigentlich wert ist. Das ist genau, was du tust. Du versuchst dein Leben zu versichern, indem du endlose Rituale durchführst, aber die Kosten für diese Versicherung sind zu hoch, weil du damit am Ende das Leben zerstörst, das du hast.

Was ist besser?«, fragte sie. »All diese Rituale durchzuführen, um sicher zu sein, dass du alles unter Kontrolle hast, was du jemals falsch gemacht haben könntest, und dich schrecklich zu fühlen? Oder das Risiko einzugehen und ein wenig loszulassen, aber am Ende glücklich zu sein?«

Ich weiß, was ich früher gewählt hätte, aber heute würde ich anders entscheiden. Ich entscheide mich, ein Risiko einzugehen, um mich wie ein Mensch zu fühlen. Jedes Mal, wenn ich von Dean wieder nach Hause komme, öffne ich die Arme und drücke Ella ganz fest. Und mit jedem Mal schwindet meine Angst ein wenig, ich könnte ihr wehtun. Und letzte Woche, als ihre Locken meine Wangen gekitzelt und ihre Arme sich um meinen Rücken geschlungen haben, fühlte ich nichts anderes, als dass ich eine Hälfte war, die eine andere in den Armen hielt.

Sie weiß nicht, dass dies unsere letzte Sitzung ist.

Ich bin seit fünfundvierzig Minuten hier und habe es ihr noch nicht gesagt. Wir haben darüber geredet, wie viel besser es mir geht. Wir haben darüber geredet, wie ich meine Fortschritte weiterführen kann. Wir haben darüber geredet, wie ich

Rückfälle vermeiden kann. Wir haben geredet und geredet, ein endloses Hin und Her, seit drei Jahren, und nun sitzen wir hier und haben noch fünfzehn Minuten Zeit, uns zu kennen.

»Ich werde nicht wiederkommen«, sage ich und warte darauf, dass die Wände sich auf mich zubewegen.

Sie tun es nicht.

»Und es ist nicht wie früher. Das war's. Es geht mir besser als je zuvor, und das verdanke ich hauptsächlich Ihnen. Und ich … ich werde nicht wieder herkommen.«

Ein paar Sekunden lang sitzt Dr. Finch ganz still, was untypisch für sie ist.

»Okay«, sagt sie schließlich, ein wenig höher als sonst und mit einem Lächeln, das anfängt zu zittern, als würde ihr Gesichtsausdruck gleich entgleiten. »Ich weiß nicht, was du mit mir gemacht hast!« Ihre Augen schwimmen in ein paar ungehorsamen Tränen, die ihr die Wangen hinunterrollen. »So etwas tue ich normalerweise nicht.« Sie wischt sie energisch fort und lacht über sich selbst.

»Ich …« Ihre Stimme bricht, und sie setzt noch einmal an, beinahe flüsternd. »Ich kenne dich schon sehr lange.«

Und weil es nichts mehr zu sagen gibt, gehen wir die Treppe hinunter zum Parkplatz. Ich steige ins Taxi, das mich zum Bahnhof bringt, wo ich in einen leeren Zug zurück nach London steige.

Ich starre aus dem Fenster auf die vorbeirasenden Bäume und frage mich, welcher davon wohl ihrer war, bis die Bäume sich in Häuser verwandeln.

Ich existiere seit einundzwanzig Jahren.

Nicht alle davon habe ich gelebt, aber von nun an hoffe ich, es zu tun.

Ich nehme meine Medikamente, obwohl ich hoffe, sie eines Tages nicht länger zu brauchen. Manchmal habe ich schlechte

Tage, an denen graue Gedanken wie ungebetene Essensgäste hereinspazieren; der Trick besteht darin, ihnen keinen Platz am Tisch anzubieten. Nach einer Weile wird ihnen langweilig, und dann verziehen sie sich durch die Hintertür.

Ich gehe zu meiner Selbsthilfegruppe, wo ich mittlerweile gute Freunde gefunden habe und wo man lachen oder weinen oder einfach gar nichts sagen kann.

Niemand nimmt es einem übel.

Ich bin dankbar für die kleinen Dinge: die Straße entlangzulaufen, ohne so sehr von meinen Ritualen eingenommen zu sein, dass ich nicht sehe, wohin ich laufe.

Ein Kind im Zug mir gegenübersitzen zu haben, ohne mir Sorgen zu machen, auf welcher Stelle seines Körpers mein Blick landen könnte.

Ich bin dankbar für jedes Mal, wenn ich etwas Schönes sehe, ohne mir zu sagen, dass ich mich darauf konzentrieren werde, sobald ich meine Rituale abgeschlossen habe.

Ich kann endlich dem Fernsehprogramm folgen, und ich brauche keine Bücher mehr als Masken – ich lese sie wie ein ganz normaler Mensch, so wie ihr das hier gelesen habt. Was bedeutet, dass ihr vermutlich ganz normal seid; vielleicht aber auch nicht. Vielleicht ist das niemand von uns. Vielleicht will es ohnehin niemand sein. Aber lasst uns der Einfachheit halber sagen, dass ich jetzt normal bin.

Es geht mir besser. Ich weiß nicht, ob es immer so sein wird oder ob mich irgendetwas eines Tages wieder unnormal sein lassen wird. Aber das ist das Interessante am Leben. Wenn du es richtig angehst, hast du keine Ahnung, wie der nächste Satz anfangen wird.

22. Juli 2015